MITOノート

肥満治療で実績のある管理栄養士と医師が考えた
2週間でマイナス1kgダイエット

南フランスに学ぶ
体の中からキレイになる
細胞再生のための

『美味しいダイエット革命』

Viable Delicious Diet therapy Revolution

著者　早川麻理子（管理栄養士）
監修　前田和久（医師）

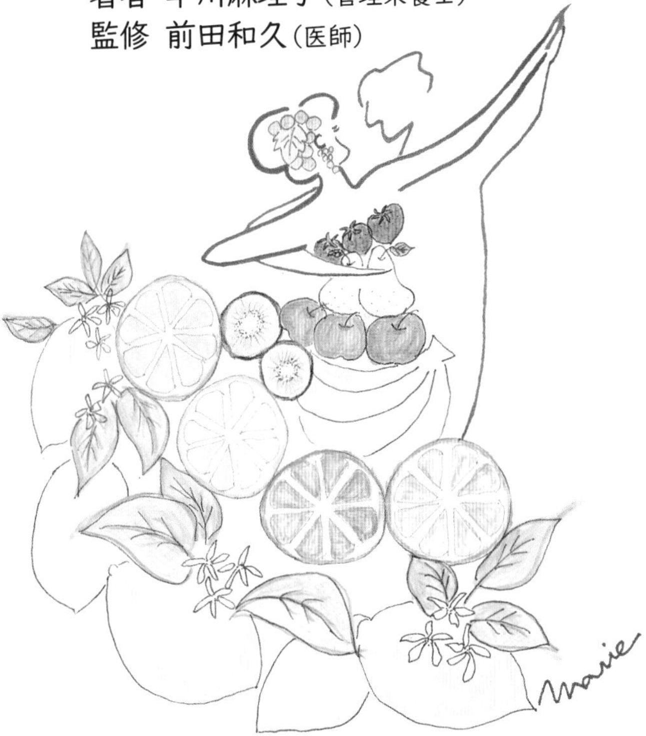

―壊れた細胞を「増やさない、修復する、廃棄する」―
美しく健康的にボディメイク。傷ついた細胞を修復するには、
質の高い美味しい食べ物を…。

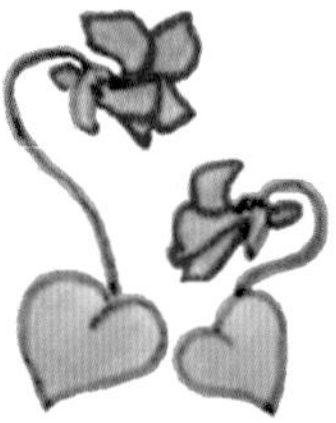

最愛の人へ
ma bien-aimée

Prologue

幸せはテーブルの上に…

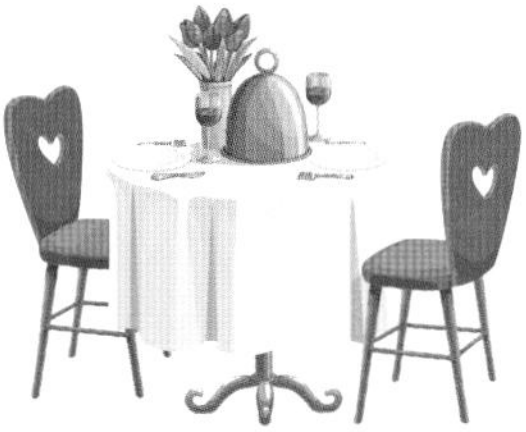

“幸せ”を感じる瞬間　頭に浮かぶのは、
美味しい食事と素敵な空間、癒される音楽、
そして、大好きな人とゆっくり流れる楽しい時間…

美味しいものを食べる瞬間は、至福のとき。食事は生きるための栄養摂取のみならず、味や香り、彩りや季節感、一緒に食べる人など、心にも働きかけ、人生を豊かにします。その食事を健康や美容に役立てたいと願う人は多いのですが、実際の“食事療法”は“まずい”“つらい”“むずかしい”と、簡単に受け入れられないのが現状です。これでは体を治すはずの“食事療法”で、つまらない人生となり、心も不健康に。

真の健康は、思考（脳・神経）と感情（呼吸・血液循環）と体内（消化吸収・代謝内分泌）のバランスを保つことで、心も体も満たされ、前向きな気持ちが生まれます。心身の活性化は免疫力を強め、自然治癒力を高めることにも繋がります。すべての病気の予防は、美味しくて体に良い食事から始まるのです。

そんな思いを込めて、美味しく、楽しく、キレイにダイエットできるように、デイリーに使える実用ノートをつくりました。減量のためにカロリーを減らす単なるダイエット本ではなく、体に良い食べ物を選択する意義と方法についても記しています。私たち管理栄養士が毎日、あなたの隣でサポートできない代わりに、“こんな本があって良かった”と持ち歩いていただけたら嬉しいです。

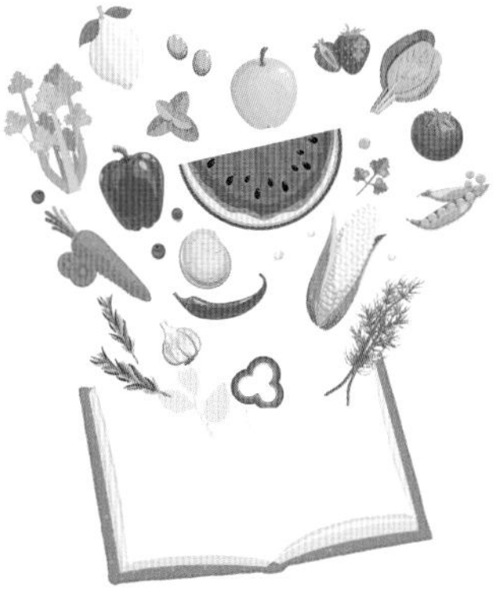

日々の生活の中で、自然の恵みを称賛し、楽しみながらダイエットに取り組み、自然治癒力を高めるきっかけに、本書をお役立ていただけたら幸いです。

Soliloquy

なぜ、この本を今、出版したかったのか。私の思いを届けたくて…

20代前半、家庭料理や製菓・パンの講師を勤めていた頃、私は栄養の専門家でありながら、“美味しさ”にしか興味がなく、食品がどのように体に吸収され、代謝されるのか、全く考えていませんでした。

その後、結婚して双子の娘に恵まれ、娘たちが5歳になる頃に病院勤務で仕事に復帰。その直後、最愛の母の末期がんという悲運が降りかかってきました。3カ月の闘病生活の末に母が他界したことは、29歳の私には、もっともつらく耐え難いできごとでした。ただ寄り添って、見送ることしかできなかった母への思いが、おそらく今の私の原動力です。その後、患者様と出会うたびに知識と技能の無さを痛感し、病院勤務の10余年は、臨床栄養の実務と研究に没頭しました。

時代の流れもあり、消化器外科、心臓血管外科、呼吸器外科の周術期や脳血管疾患など、重篤な患者様の非経口栄養療法(静脈栄養法、経腸栄養法)を専門とするように。急性期医療に携わる中で、命は助かっても、患者様のこれからの人生は幸せなのだろうかと自問自答するようになりました。もっと早くに食生活を変えていれば、患者様は普通に人生を楽しめたかもしれない。そんな思いから生活習慣病の栄養指導に力を注いできました。

多くの患者様との出会いの中で、食事療法は“体に良い食べ物を選ぶこと”だと学びました。そして、ひたすら我慢するものでも、まずいものを食べることでもない。たとえ治療であっても、食事は楽しく、美味しくが基本だと考えるようになりました。毎日、健康な細胞が生まれるために、日々、体に良い食べ物を選び、それを食べ続けることが健康への道だと、25年余りの経験から確信しています。

すべての人々が、より良い食事の選択によって、健康で生きがいのある人生を送れるようにという強い願いから、本書を出版する運びとなりました。

健康志向が高い南フランスの人たちとの交流を重ねるうちに“健康的な食事こそが“美食”だと実感。無機的な日本の現代社会に比較し、当たり前のように新鮮で体に良いものを毎日食べる、シンプルだけど美味しい南フランスの食生活に、人生の豊かさや楽しみ方を教わりました。南フランスの中でも、私がもっとも好きなところを紀行として紹介させていただきました。ダイエットの合間に南フランス・プチ旅行(voyage de fantaisie)を楽しんでください。

Profile　早川 麻理子

Mariko Hayakawa

管理栄養士。名古屋経済大学人間生活科学部管理栄養学科・大学院人間生活科学研究科准教授。料理・製菓パンの講師を務めた後、病院で栄養指導や入院栄養管理などの実務を積み2005年より現職。臨床栄養学を専門とし、術後や生活習慣病の栄養治療の研究に従事。美味しくて体に優しい食べ物で、キレイにやせる楽しいダイエットを提唱。

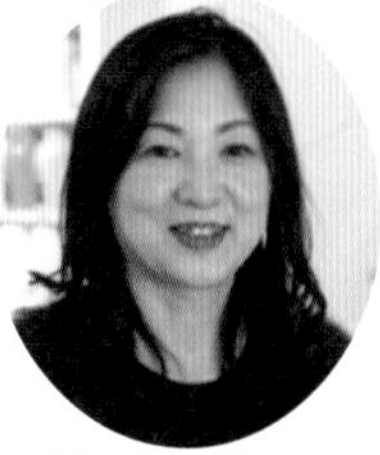

Photo by Pierre

鍵はあなた自身の中にあります
ご自身で、美と健康への扉を開けてください

Contents

質の高い美味しい食べ物を知って、美しく健康的にボディメイク
あなたが変わろうと決めたとき、そこからがスタートです
変わろうと始めたら、理想の自分が見えてきます

あなたが持っている鍵で、8つのChapterを開けてください。

スミレの村 Tourrettes-sur-Loup

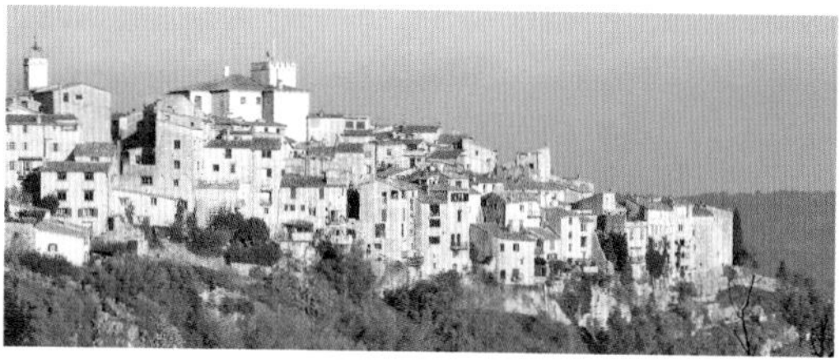

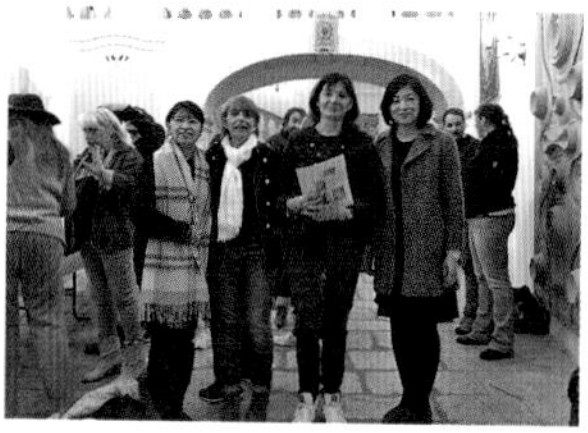

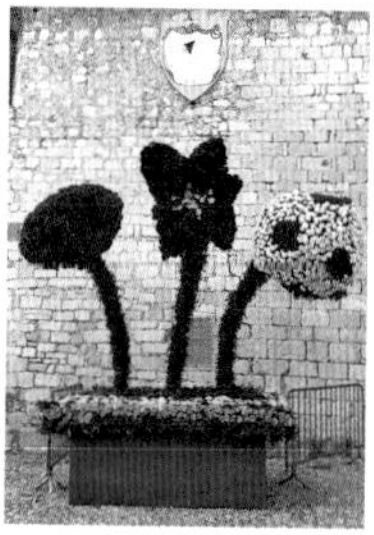

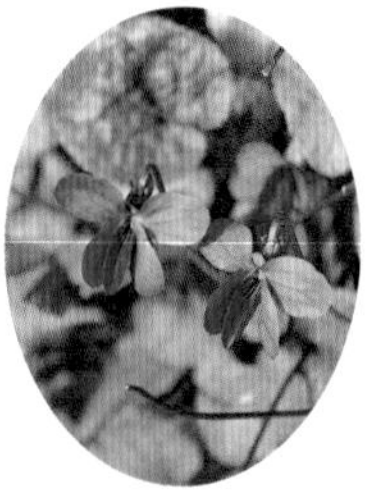

私が初めて南フランスを訪れたときに、快く迎え入れてくださった村の皆様。

ニースから約30km西の内陸へ行った山の上に、中世を思わせる石造りの家で囲まれた鷹の巣村があります。こんなに可愛くて美しいところがあったのかと思うほど、素敵な村“トゥーレット・シュル・ルー”。

スミレの栽培で有名なことから、スミレ村とも呼ばれています。スミレクリスタル（スミレの砂糖漬け）を生産しているのはフランス中でもここだけ。

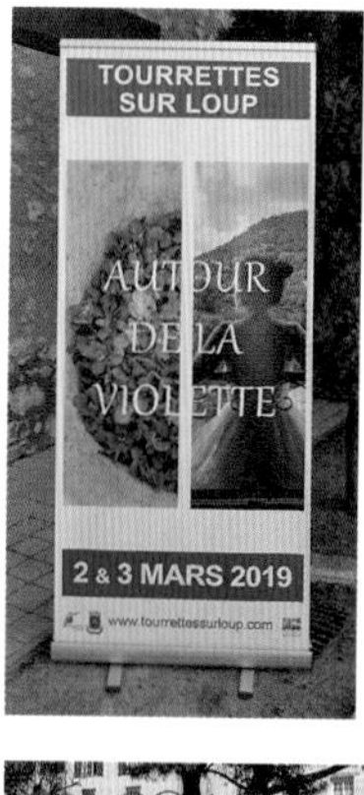

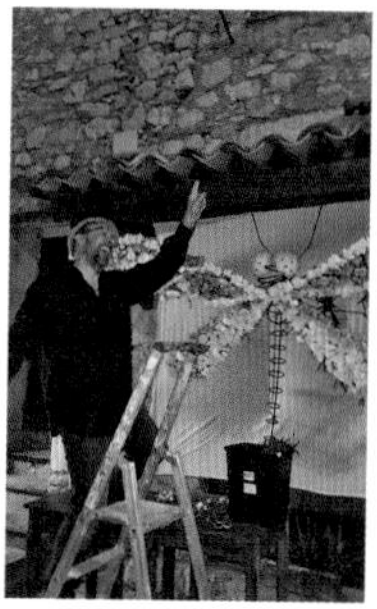

2月最後の週末に開催されるスミレ祭りには、伝統的なスミレ栽培の収穫を祝い、村中をお花で飾ります。村の人たちの温かさと思いが伝わってくるお祭りです。

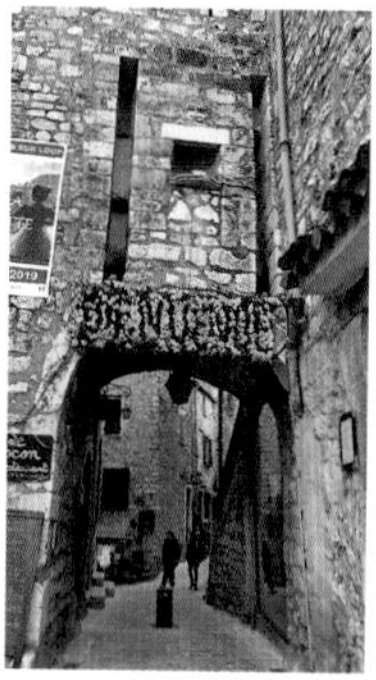

地元のオーガニック野菜や果物であふれ、最高のオリーブ油と美味しいロゼワイン、新鮮な魚介類、自然を大切に伝統を重んじる生き方…私の地中海式食事法(Mediterranean Diet, MedDiet)への強い関心はここから始まりました。

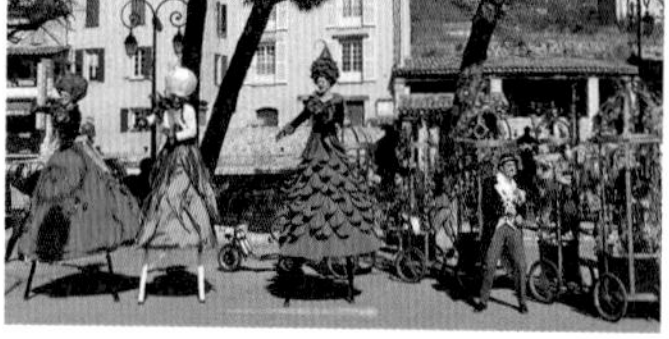

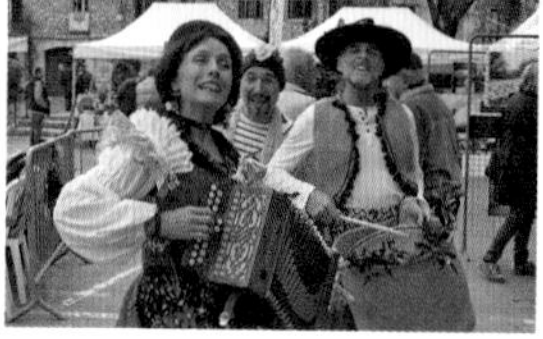

Autour de la Violette – Le Japon, invité d’ honneur
https://tourrettessurloup.com/autour-de-la-violette-le-japon-invite-dhonneur/#

Chapter 1　1

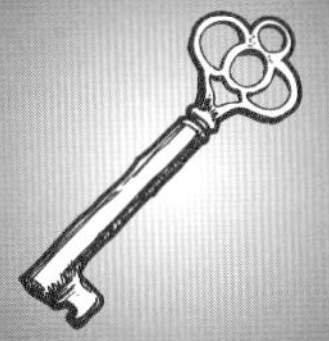

1つめの鍵：食事を変えるメリットを知る

「美味しいダイエット革命」で食事を変えるメリット

一度増えた体重を減らすのは、好きな食べ物を我慢したり、お腹いっぱい食べられなかったり、つらいことがたくさんあり、簡単なことではありません。しかし、体重を減らすことで、良いこともいっぱいあります。

減量することで、美しくなり、若返り、幸せな人生を延ばすことができます。このような利益を得るためには、単に体重を減らすだけでなく、体脂肪量を減らし、筋肉量を増加させることが大切です。そして、細胞再生のために、体に良い食べ物を自ら意欲的に選んで、進んで食べることです。

そのためには適正な食生活と継続的な身体活動が重要です。始めることで半分は成功、あとの半分は続けること。どうか良いことだけに目を向けて、はじめの一歩を踏み出してください。

“食事を変えることで得られるメリットを知る”ことができれば、前向きな気持ちで始められる。これが「１つめの鍵」です。

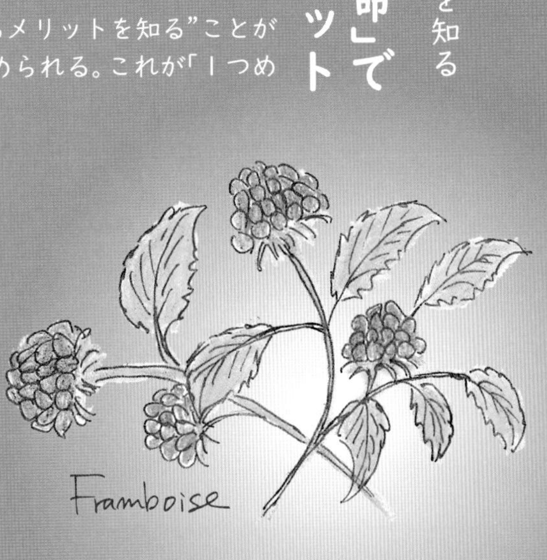

「美味しいダイエット革命」の8つの鍵

「美味しいダイエット革命」は、これからの人生を楽しむために、今の食生活を見直して、より美しく、より健康的に過ごしていただくためのプログラム。栄養素の働きを知り、その栄養素が含まれている食材を選び、それらの食材でつくられた美味しい食事を食べていたら、心も体も元気になり、肌の調子もよくなった…そんな画期的なプログラムです。

難しく考えず、「美しくなる」「健康的になる」ことを
思い浮かべ、どうぞ楽しんでください！

1つめ
食事を変える
メリットを知る
［利益は原動力］

2つめ
セルフチェックで自身の
食生活を振り返る
［問題点は解決策］

3つめ
肥満の治療法を知る
［受診は近道］

4つめ
お買い物の前に
作戦を練る
［備えあれば患いなし］

5つめ
栄養素が体に及ぼす
作用を知る
［知識は最強の武器］

6つめ
自分に合った運動
方法を見つける
［逃げ道は運動］

7つめ
体に良い食事を
イメージする
［イメージできたら半分成功］

8つめ
体に良い食事を
実践してみる
［継続できたら“美味しい
ダイエット”大成功］

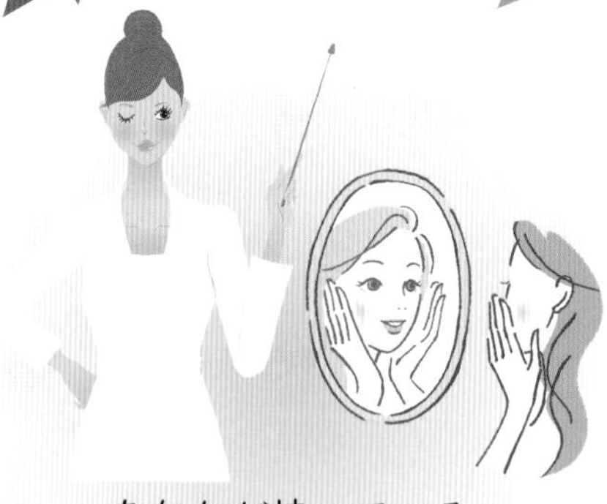

あなたが持っている
“美と健康の鍵”は、
８つあります。

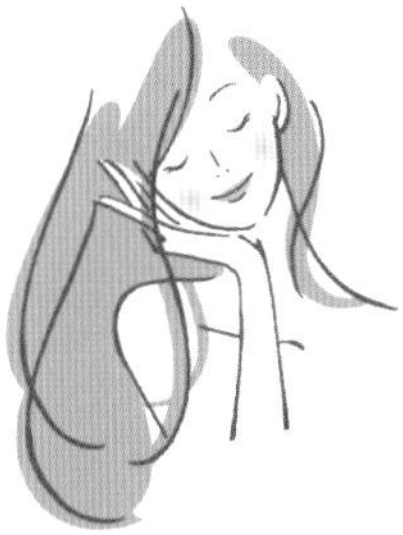

美しくなれる
―美肌栄養学―

食事を変えればこんなにメリットがいっぱいです。野菜やナッツは食べる美容液。明日の美肌を作るのは、今日の食べ物です。美しさとは、皮膚の弾力や髪のツヤなど、見た目の印象が大きいもの。そして、それらは体の内側から生まれます。健康的な美しさは、血管内や腸管内の影響を日々受けています。

---

①筋肉アップでツヤ肌に

過剰に脂肪を摂ると、皮膚のたるみの原因に。筋肉は皮膚を引き締めてくれますので、体脂肪量を減らし、筋肉量を増やしましょう。

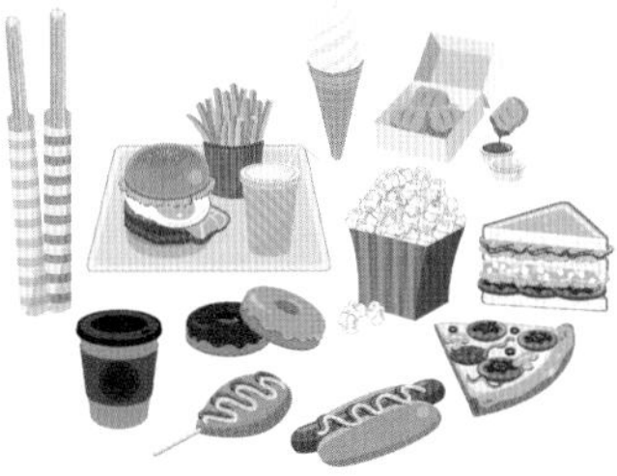

②悪い油脂をやめて肌荒れ予防

ファストフードやスナック菓子などに含まれる、体に良くない油脂を控えると、異物を外へ出そうとするニキビや肌荒れが減ります。

③ビタミンのエース(ACE)で美肌づくり

野菜や果物に含まれるビタミンのエース(ACE)。ビタミンA(βカロテン)は細胞合成、Cはシミを予防、Eは細胞膜の酸化防止に働きます。

④ビタミンB群で肌を修復

緑の葉野菜や雑穀、大豆に含まれるビタミンB群は皮膚や粘膜の健康を維持。大豆レシチンも細胞や脳の若さを保つように働きかけてくれます。

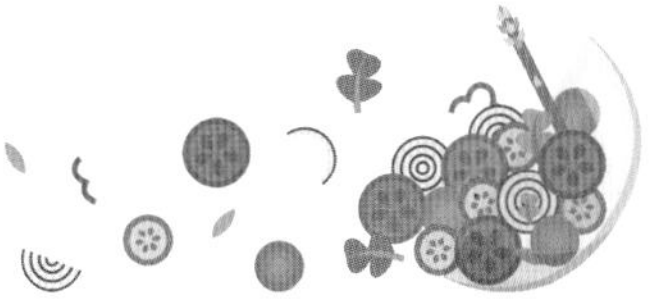

⑤食物繊維で腸美人に

野菜の食物繊維や発酵食品は、老廃物の排泄を促し、腸管免疫を高め、お腹の中から美肌づくりを応援します。

⑥亜鉛で肌の新陳代謝を

種実やナッツ、貝類に含まれる亜鉛は皮膚の合成に関わり、肌の新陳代謝を助けます。

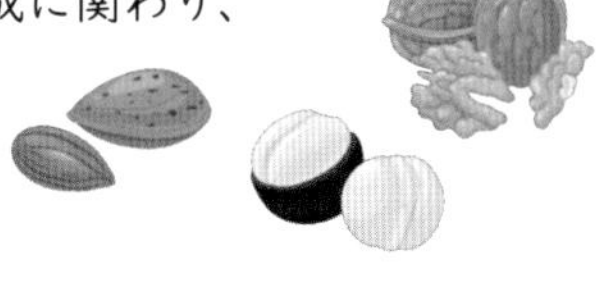

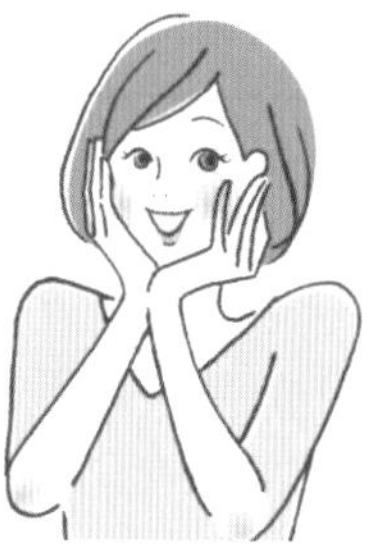

若返ることができる
―アンチエイジング栄養学―

人は、なぜ育ち、なぜ老いるのでしょう。発育とは細胞の合成で、老化とは細胞の分解です。若返るということは細胞の合成を促し、分解を遅らせることです。

1 若さの秘訣は水分保持。水分を多く含む筋肉を増やせば、乾燥を防いでシワを減らし、みずみずしい肌がよみがえります。

2 余分な糖は、体内でAGE(終末糖化産物)をつくり、細胞の老化を促進させます。若さを保つためにも余分な糖は控えましょう。

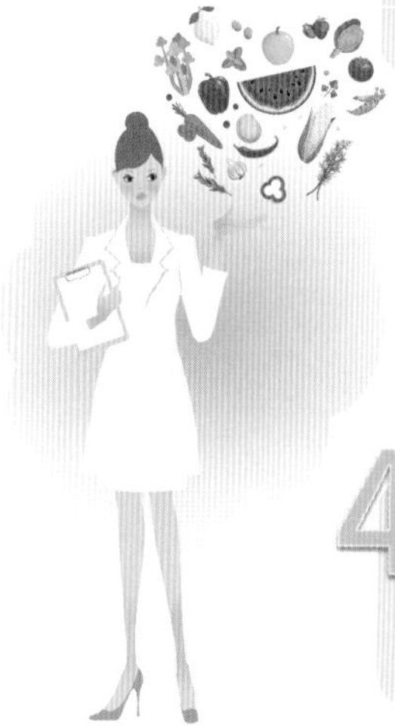

3 1日小さじ2杯のエゴマ油・アマニ油・シソ油でn-3(ω3)系脂肪酸を摂取すると、脳と心と血管の老化予防に働きます。

4 野菜や果物に含まれる色のポリフェノールは、体内のサビ(酸化)を抑えて細胞や血管の老化を防ぎます。大豆イソフラボンには女性ホルモンに似た作用があります。

5 生の野菜や果物に含まれるビタミンや酵素は、細胞の新陳代謝に働き、新しい細胞の生まれ変わりを促進します。

6 根菜、キノコ、海藻に含まれる食物繊維は、善玉菌のエサとなり、腸管粘膜細胞のターンオーバーを助け、腸の若返りを促します。

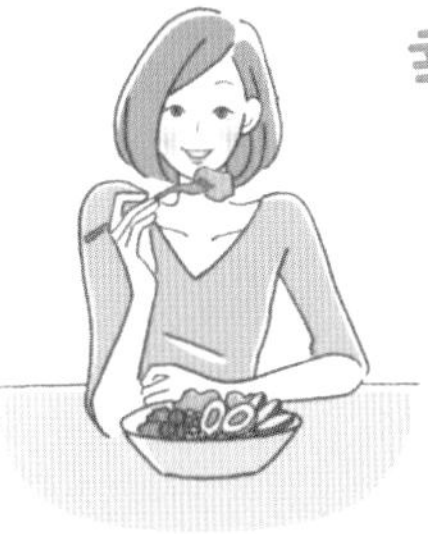

幸せな人生が長くなる
—疾病予防栄養学—

すべての病気を薬で治すことはできませんが、食べ物はすべての病気の予防に役立ちます。病気を予防する食べ物を知って選ぶことは、健康長寿・万病予防のコツです。

①動脈硬化症・高コレステロール予防

オリーブ油に含まれるオレイン酸、野菜や海藻の食物繊維は、悪玉LDLコレステロールを下げ、血管をキレイに保ちます。

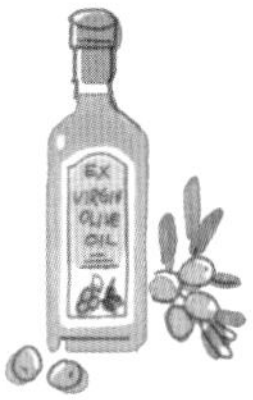

②がん予防

体脂肪を減らすと、がんのもとになる欠陥細胞が減り、砂糖を減らせば欠陥細胞の増殖を抑えることができます。

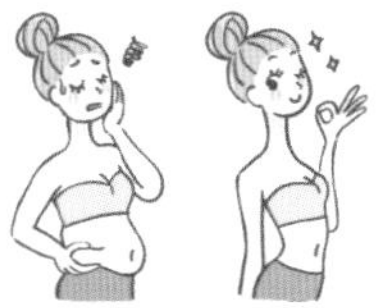

③高血圧・むくみ予防

野菜の旨味で塩が減り、野菜のカリウムで塩の吸収が減り、塩が減れば血圧が下がり、むくみの改善にも繋がります。

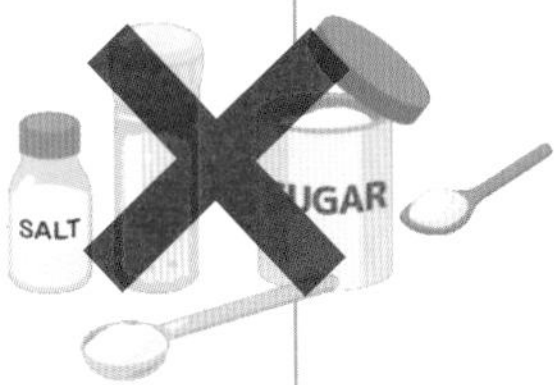

④糖尿病・高中性脂肪予防

余分な糖分を控えれば、血糖・中性脂肪が下がり、体脂肪が減ります。体脂肪が減れば、インスリンの働きがよくなって分泌が節約でき、体脂肪の合成を抑えられます。

⑤骨粗鬆症予防

小魚や牛乳、青菜からカルシウムを摂り、坂道や階段を下りる運動をすれば、骨密度が上がり、転倒を防げます。

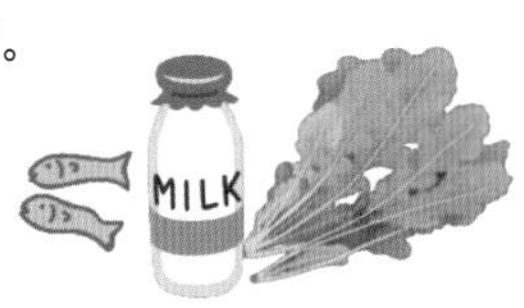

⑥風邪やインフルエンザ予防

生姜は加温作用、ニンニク・玉ネギ・ネギに含まれる硫化アリルは殺菌作用があり、キノコのβグルカンは免疫を高めます。

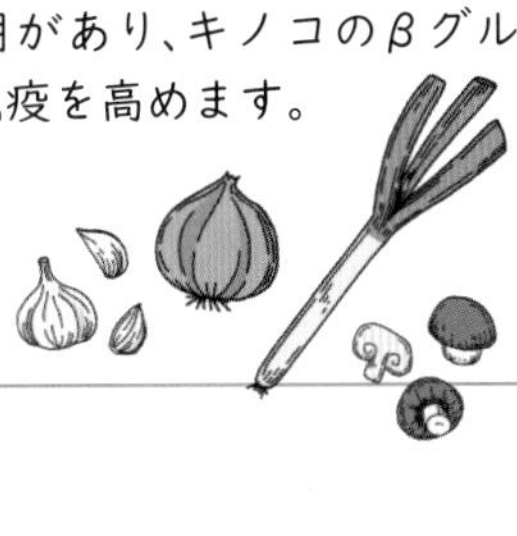

コートダジュール最大級の *Nice Marche*

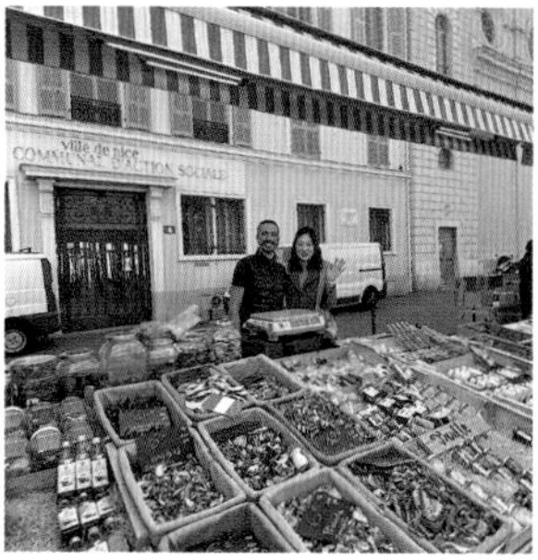
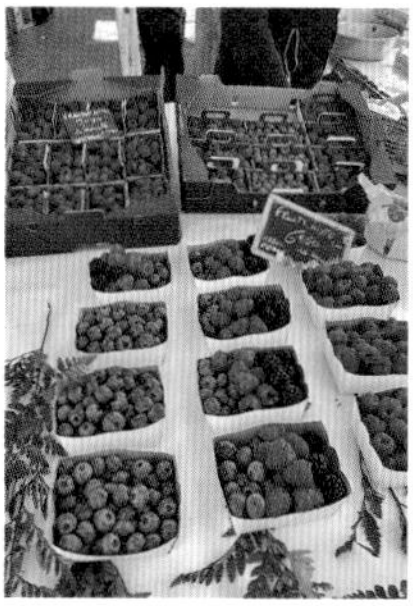
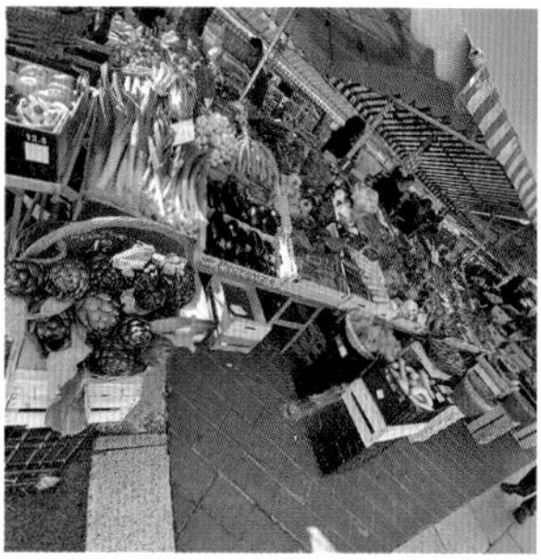

美食の国フランスの中でも、健康的な地中海式食事法（MedDiet）で名高い“南フランス”。

火曜日から日曜日まで開催されるニースのマルシェは、野菜や果物、チーズや肉類、ハーブやスパイスなど、何でもそろうコートダジュール最大級の市場。月曜日にはアンティークの骨董市でにぎわいます。ニースのフランボワーズ（木苺）は大きくて甘くて、とっても美味しいので、食べ歩きするひとつです。

ポルチーニ茸を探して、ニースのマルシェで出会ったJulien。初対面にもかかわらず、大量のポルチーニ茸の購入を快く引き受けてくれ、取引きが始まりました。フランス産ポルチーニ茸は、cèpe と呼ばれ、香りが良く絶品です。リーズナブルで質の高いフランス産ポルチーニ茸にJulienの人柄の良さを感じています。

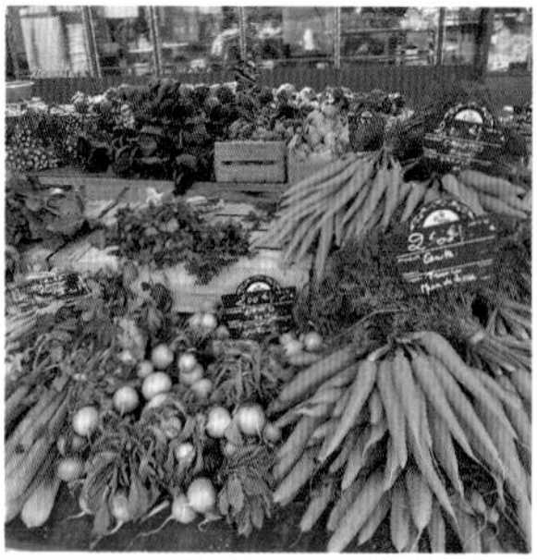
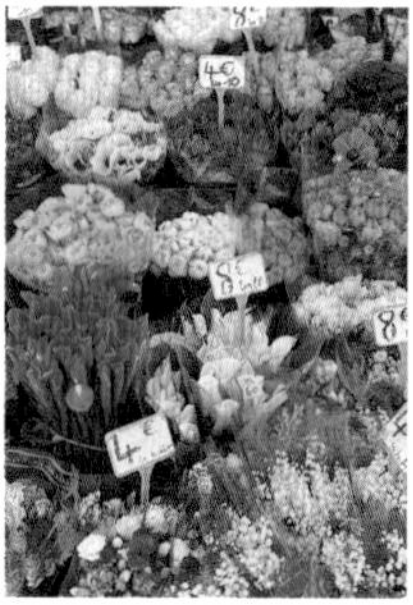
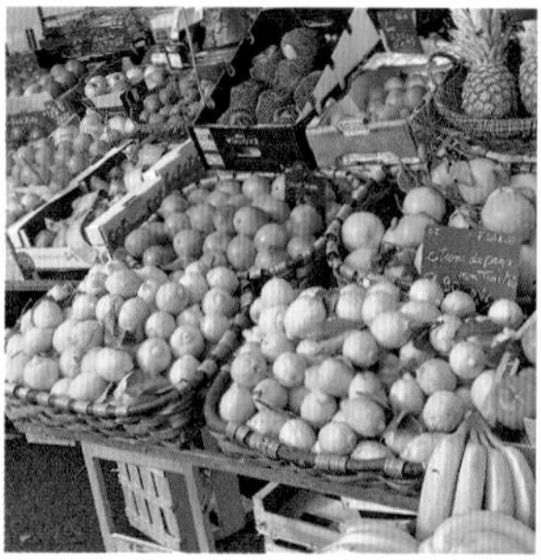

Chapter 2

2

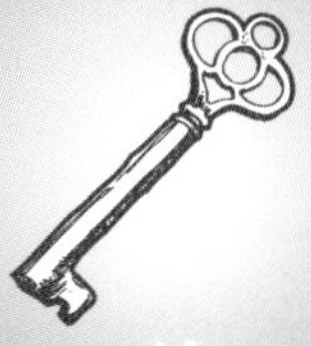

2つめの鍵：セルフチェックで自身の食生活を振り返る

美ボディメイクのセルフチェック

「食事に気をつけて」といわれても、あなたにとって、今の食事が普通であれば、何が良いのか悪いのか、どこを変えるべきか、気づかないことが多いでしょう。太るということは、カロリーの摂り過ぎに他なりません。何によるカロリーが多過ぎるのか、カロリーを燃やすための栄養素は足りているのか、また美しさを保つための栄養素はちゃんと摂れているのだろうか、これらを知ることが改善のポイントです。

まずは、いつも食べている、ありのままの食生活を思い浮かべて、一番の問題は食事なのか、お菓子なのか、飲み物なのかを考えてみましょう。

そして、何をすると、より効果的に減量目標が達成できるのか、あなた自身の食生活の中から解決策を見つけるために、“セルフチェックで自身の食生活を振り返る”これが「２つめの鍵」です。

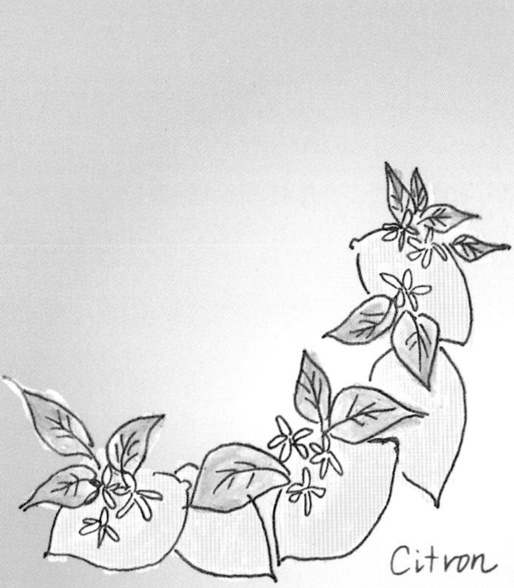

さぁ、美ボディメイクのセルフチェックを始めましょう！！

ダイエットを行う前に、まずはセルフチェックを行い、あなたの食生活の問題点を把握しましょう。

1.病気のリスクをチェック

(1) 気になることはありますか？

①血糖
②中性脂肪
③コレステロール
④尿酸（痛風）
⑤脂肪肝
⑥肥満
⑦血圧
⑧心臓
⑨腎機能
⑩肝機能
⑪呼吸器
⑫肌
⑬胃腸
⑭下痢
⑮便秘
⑯その他
（　　　　）
⑰ない

　未病の段階で発見し、食生活を見直せば、病気が予防できたり、薬を飲む前に改善できたりすることもあります。気になることがある人は、食事との関連性を考えてみましょう。心当たりのある人は専門医療機関を受診し、的確な栄養診断に基づいた適切な栄養処方を受けてください。

～病気と食生活との関連性のヒント～

①血糖②中性脂肪は、甘いジュース、お菓子、ご飯・パン・麺、などの糖質過多。

③コレステロールは、卵、魚卵、内臓などコレステロールが多く含まれる食品や肉の脂身、バター、乳脂肪などの動物性脂肪やココナッツオイル（ヤシ油）などの飽和脂肪酸が多い食品、またマーガリンやショートニング、さらに再加熱を繰り返した揚げ油など、悪い油脂の摂り過ぎ。

④尿酸は、プリン体が多く含まれる内臓や赤身肉、魚卵、魚介、ビール酵母などの過剰摂取。

⑤脂肪肝⑥肥満は、遅い夕食やカロリーの摂り過ぎ。

⑦血圧⑧心臓は、塩（ナトリウム）の過剰摂取、野菜（カリウム）の摂取不足。

※③コレステロールで血管を痛め、⑦高血圧で血管に負担をかけると脳梗塞や心筋梗塞に。

⑨腎臓は、肉・卵・魚・乳・大豆などのタンパク質の摂り過ぎと塩分の過剰摂取で悪化。

⑩肝機能は、飲酒で悪化。

⑪呼吸器は、喫煙が最も悪く、糖分の摂取量が多いと二酸化炭素産生量が増加。

⑫肌は、3ヶ月間に食べたものの結果。特に悪い油や添加物は肌荒れのもと。

⑬胃腸⑭下痢は、ファストフードなどの悪い油脂、食物繊維の摂り過ぎ。

⑮便秘は、食物繊維不足、運動不足。

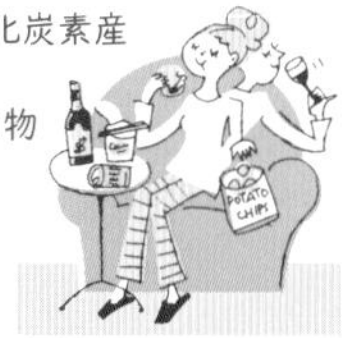

(2) 現在、飲んでいるお薬はありますか？（複数選択可）

①糖尿病　②血圧　③コレステロール　④中性脂肪　⑤胃腸　⑥下剤
⑦その他（　　　　　　　　　　）　⑧ない

(3) タバコは吸いますか？

①吸う（1日　　本、　　年間）　②やめた（1日　　本、　　年間）　③吸わない

2.体重のチェック

性別：男・女　　生年月日（西暦）＿＿＿年＿＿月＿＿日　年齢＿＿歳
20＿＿年＿＿月＿＿日 現在の 身長＿＿＿cm　体重＿＿＿kg

(1) 20歳の体重＿＿＿kg、20歳からの体重増加は何kgですか？

＿＿＿＿kg増加

20歳から5kg以上体重が増えると、心臓病や高血圧、糖尿病や胆石症になるリスクが3倍になるといわれています。

(2) BMIは？

BMI＿＿＿kg/㎡＝現在の体重÷身長㎡

基準体重＿＿＿kg＝身長㎡×22

BMI：25以上は肥満、BMI：35以上で高度肥満です。

基礎エネルギー代謝量＿＿＿kcal＝現在の体重＿＿＿kg×［男性：22、女性：20］

あくまでも概算で、筋肉量が少ない人はこれ以下になる場合もあります。

1日の現体重維持カロリー ＿＿＿kcal＝基礎エネルギー代謝量×[1.3 ～ 1.5]

デスクワークなど動かない人は1.3、動かない立ち仕事の人は1.4、動きまわる人は1.5をかけます。

最近3カ月以内に2kg以上の体重変化はありましたか？

①わからない　②変化なし　③増加（＋ ＿＿＿ kg）　④減少（－ ＿＿＿ kg）

何キロやせたいですか？
現在の体重 ＿＿＿ kg ― 目標体重 ＿＿＿ kg ＝ ★減量目標 － ＿＿＿ kg

必ず達成するという強い意志を持ってがんばり抜きましょう。

2週間で－1kg減量した場合、何週間かかりますか？
減量目標 －＿＿＿＿kg ÷ -0.5kg ＝ ①＿＿＿＿週間かかります。
①＿＿＿＿週間　÷　4.3週間（1カ月）　＝＿＿＿＿カ月かかります。

1kgの体脂肪を燃やすのに、7000kcalの消費が必要です。14日（2週間）で1kg減らすということは、現在食べている1日分のカロリーから、毎日500kcal分を減らす必要があります。自分にとって、利益の高い食べ物を残し、不利益となる食べ物500kcal分を手放すことです。※ただし、体重が増加している場合は、その分のカロリーも引かなければなりません。今現在、約1カ月（4週間）で体重が1kg増加している人は、現在食べている1日の飲食物から、さらに250kcal分引かなければならないため、毎日750kcal減らします。1ヵ月で体重が2kg増加している人は、さらに500kcal分引かなければならないので、現在食べている飲食物から、毎日1,000kcal減らす必要があります（※p.82）。

3. 健康への意識をチェック

Q1. いつも体重を量っていますか？
①量らない　②月1 ～ 2回
③週1回　④週2 ～ 3回　⑤毎日

体重は、少なくとも週2～3回は量り、がんばった成果を確認しましょう。体重を量りたくないときは、減量できていないときが多いので要注意。筋肉量を増やし体脂肪量を減らすことが重要なので、体重計は体組成（筋肉量kg、体脂肪量kg、体脂肪率%）が表示されるものを購入しましょう。

Q2.　調理しますか？
①外食が多い
②できたものを買うことが多い
③自分以外が調理することが多い
④自分で調理することが多い

常に意識を持って、カロリーと内容を気にして調理してください。食べ過ぎやバランスが悪い食事をしたときには、次の食事で調整しましょう。

Q3.　食べ物をどこで一番買いますか？
①ファストフード店　②レストラン
③コンビニ　④デパ地下
⑥スーパーや専門店　⑦産地直売所

よく行くお店に、何が置いてあるのかを観察し、ある程度買うものを決めてから買い物に出かけましょう。

Q4. 食品表示を見ますか？
①見ない　②ときどき　③いつも

食品の外装には、食品表示として、原材料名と栄養成分が記載されており、原材料名は含有量が多い順に書かれています。体に良い原材料の見極めやカロリーなどの栄養素量を把握するうえで、最も正確な情報源となるため、必ず食品表示を見る習慣をつけましょう。

Q5.有機栽培や無農薬を選びますか？
①選ばない　②ときどき　③いつも

有機や無農薬の野菜や果物の購入は、ご自身のためだけでなく、健康のために努力されている農家さんの支援にもなります。

Q6.おかずの電子レンジ加熱を週何回しますか？
①1日2回以上　②毎日1回　③週5 ～ 6回
④週3 ～ 4回　⑤週1 ～ 2回　⑥使わない

脂質を含む食品の電子レンジ過熱は控えましょう。

4. 高カロリーのリスクをチェック

Q7. 宴会や飲み会は？
①多い（週3回以上）
②ときどき（週1～2回）
③月1～2回以下

宴会・飲み会が続くときには、翌日から3日間、野菜と豆腐中心のヘルシーな食事で調整します。

Q8. 食事時間や回数は？（複数選択可）
①夕食が遅い　②食べてすぐ寝る
③1日2食が多い　④規則正しい

遅い夕食は体内時計で魔の低消費時間帯となり、油と糖は避けるべきです。
そんなときは夕方に主食となるおにぎりを食べて、帰宅後は野菜と魚や豆腐などのタンパク質源を食べることをお薦めします。

Q9. 食事量が一番多いのは？
①夕食　②昼食　③朝食　④毎食同じ

三度の食事で夕食が一番多いと太る原因になります。夕食後は一日の活動量が一番低くなる時間帯なので、必要以上の糖や脂肪はすべて体脂肪に合成されてしまいます。

Q10. いつもの食事習慣で心当たりは？（複数選択可）
①ご飯、パン、麺を大盛にしたり、重ね食べをしたりする
②菓子パンや総菜パンをよく食べる
③揚げ物や中華など、脂っこいものが多い
④肉・卵・魚貝類・大豆製品を1日2回食べていない
⑤野菜や海藻、きのこなどを1日2回食べていない
⑥該当なし

麺類とおにぎりなど、主食の重ね食べや菓子パン・総菜パンをよく食べる人は糖質過多、菓子パン・揚げ物・中華が多い人は脂質過多で体重が増加します。肉・卵・魚介類・大豆製品が少ない人は、タンパク質不足で体脂肪を筋肉に変えられません。野菜が少ない人は、ビタミン・ミネラルで代謝が低下し、食物繊維不足で腸内環境が悪くなり、太る原因にもなります。

Q11. 間食は食べますか？（複数選択可）
①ダラダラ、ちょこちょこ食べる
②夕食後から寝る前に食べる
③10時や15時に食べる
④食直後に食べる
⑤週1回
⑥月1～2回
⑦食べない

ダラダラ食べると血糖値や中性脂肪が上がりっぱなしとなり、体脂肪が燃えません。食間は4時間空けます。特に夕食後の間食は、体脂肪を貯蓄し、脂肪肝を合成するために食べているようなもので、自ら毒を盛るようなものです。

Q12. 間食に何を食べますか？（複数選択可）
①ファストフード
②スナック菓子・揚げ菓子
③洋菓子・菓子パン・総菜パン
④和菓子・飴・せんべい
⑤果物
⑥ナッツ
⑦食べない

間食を摂るなら、体によくない砂糖や油からできているお菓子やファストフードは控え、体に良いナッツや果物にしましょう。

Q13. 水分補給として、よく飲む飲み物は？
（複数選択可）
①ソフトドリンク（加糖）
②ソフトドリンク（0カロリー）
③スポーツドリンク
④普通牛乳
⑤低脂肪・無脂肪牛乳
⑥100％果汁
⑦野菜ジュース、トマトジュース、青汁
⑧豆乳　⑨水　⑩緑茶　⑪麦茶
⑫ほうじ茶　⑬ウーロン茶
⑭その他のお茶　⑮ハーブティー（無糖）
⑯紅茶（無糖）　⑰ブラックコーヒー

日常的に飲むものは無糖飲料にします。野菜ジュースや果汁は糖分（炭水化物）の量に注意し、野菜や果物が足りていないときだけコップ1杯程度で。

豆乳や牛乳は脂質の量とカロリーに注意し、タンパク質の不足分だけ補います。また牛乳には動物性脂肪が多く含まれていますので低脂肪か無脂肪にしましょう。

甘い炭酸ジュースやカフェラテなどの嗜好飲料は基本的にやめるべきですが、特に、少しずつダラダラ飲まないように気をつけましょう。

Q14. コーヒーは飲みますか？
①1日3杯以上　②1日1～2杯
③週3～4杯　④週1～2杯　⑤飲まない

コーヒーは、無糖または低カロリー甘味料を使いましょう。

胃が弱い人は、コーヒーを控えましょう。

Q15. お酒は飲みますか？
①毎日　②週6日　③週5日
④週3～4日　⑤週1～2回
⑥月に3回以下　⑦飲まない

週2日間の連続休肝日で肝臓にも休暇を。1週間飲まなければ、肝臓はバケーションをもらって元気になれます。

Q16. 1日当たりの平均飲酒量は？（複数選択可）
①ビール250mL以上
②チューハイ180mL以上
③焼酎50mL以上
④日本酒80mL 以上
⑤ワイン100mL以上
⑥ウイスキー、ブランデー 30mL以上
⑦該当なし

1日のアルコール摂取量は純アルコール量で10g程度が適量です。

お酒のつまみのカロリーも足し算に入れて。

5. 食べ物の質をチェック

Q17. よく食べる主食は？（複数選択可）
①白米　②うどん、精製粉パスタ
③中華麺　④白パン　⑤玄米
⑥蕎麦、全粒粉パスタ　⑦全粒粉パン
⑧食べない

玄米、蕎麦、全粒粉パスタ、全粒粉パンなどの未精製穀物のほうがビタミン・ミネラル、食物繊維が豊富なので、体に良い主食です。

精製穀物は、栄養を捨てた、ただのデンプン（糖質）です。

Q18. よく使う甘味料は？（複数選択可）
①上白糖、グラニュー糖、三温糖、きび糖
②黒糖　③てんさい糖
④メープルシロップ　⑤はちみつ
⑥オリゴ糖　⑦低甘味料
⑧人口甘味料（0カロリー）　⑨使わない

甘味は、中毒性や常習性があるため、砂糖は出来る限り使用を控え、果物や野菜の甘味を利用しましょう。もしも使う場合には、カロリーが少ないものを選びましょう。

Q19. よく使う油脂は？(複数選択可)

①ラード　②バター　③牛脂　④ギー　⑤マーガリン
⑥ココナッツ油　⑦サラダ油　⑧ナタネ油・キャノーラ油
⑨サフラワー油　⑩ひまわり油　⑪米ぬか油　⑫ゴマ油
⑬大豆油・グレープシード油　⑭オリーブ油
⑮エクストラバージンオリーブ油
⑯エゴマ油、アマニ油、シソ油
⑰マヨネーズ　⑱コレステロール0マヨネーズ
⑲ドレッシング(オイル)
⑳その他の油(　　　　　　　　)
㉑使わない　㉒わからない

オリーブ油は加熱に強く、コレステロール値を下げるオレイン酸を多く含んでいます。

エゴマ油やアマニ油は加熱に弱いですが、炎症を抑えてくれるn-3(ω3)系多価不飽和脂肪酸が多く含まれます。

マーガリン、ラード、バターは、LDL(悪玉)コレステロールを増加させるので、摂り過ぎに注意です。いずれの油脂も摂り過ぎれば、摂取カロリーが増加し、中性脂肪の上昇に繋がります。

Q20. よく食べるのは？(複数選択可)

①脂肪の多い肉(霜降り肉、バラ肉、ホルモン、加工肉)
②乳製品(チーズ、生クリーム、普通牛乳)
③脂肪の少ない赤身肉(牛豚モモ肉、牛豚ヒレ肉、鶏モモ肉)
④脂肪の少ない白身肉(皮なし鶏ムネ肉、鶏ササ身)
⑤卵
⑥低脂肪ヨーグルト、低・無脂肪牛乳、スキムミルク
⑦脂の多い魚(サバ・イワシ、トロ、鮭など)
⑧脂の少ない魚(鯛・ヒラメ、タラ、ツナなど)
⑨イカ・エビ・カニ・貝類
⑩大豆製品(豆腐、納豆、豆乳)
⑪アマランサス・キヌア・レンズ豆・ヒヨコ豆

LDLコレステロールの原因となる飽和脂肪酸が少なく、体内で合成できない必須アミノ酸が多く含まれる、体に良いタンパク質源は、白身肉や魚介類、大豆製品です。

Q21. あまり食べないものは？(複数選択可)

①緑黄色野菜(赤・橙・黄色)
②緑黄色野菜(緑色の葉物)
③生野菜サラダや生の果物
④根菜(芋を含まない)
⑤キノコ類　⑥海藻類　⑦ゴマやナッツ類
⑧果物　⑨すべて食べている

カラフルな野菜の色には抗酸化作用のあるポリフェノールが多く、赤～黄色はビタミンA(βカロテン)、緑色はビタミンA(βカロテン)・C・Eに加え葉酸が多く含まれます。

また生の野菜や果物は酵素を含み消化を助けます。

根菜・キノコ・海藻には食物繊維が多く腸内環境を整え、免疫力を向上させます。

緑の葉野菜や海藻類、ゴマ・ナッツにはミネラルが多く含まれ、血の流れを助け、細胞の合成を活性化します。

Q22. よく食べる発酵食品は？(複数選択可)

①味噌　②納豆　③ヨーグルト　④チーズ
⑤酢(米酢、リンゴ酢、バルサミコ酢など)

発酵食品は、腸内環境を整えて、免疫力をアップしてくれます。

Q23. 1日2回以上食べるものがある？(複数選択可)

①和食　②漬物　③干物
④汁物(味噌汁、鍋物、シチュー)
⑤丼物(天丼、麺類、中華飯、カレー、炒飯)
⑥加工肉・練り製品(ベーコン、ハム、ソーセージ、竹輪、かまぼこ)
⑦ない

汁物は具だくさんにして旨味を生かし、丼物や加工肉・練り製品、漬物、干物は食べる回数を減らすか1回の量を減らすと、摂取する塩分量を減らせます。

Q24. サプリメント(補助食品)は？

①とっていない　②マルチビタミン
③その他(　　　　　　　　)

出張や外食が続くときには、1日分のマルチビタミン・ミネラルで栄養バランスを補いましょう。しかし、食事の偏りで不足しがちな栄養補給にサプリメントを乱用しないよう、適切な量を専門家に相談しましょう。

6.活動量と生活のリズムをチェック

Q25. 15～20歳頃にスポーツを週に何日していましたか？
①していない　②1～2日　③3～4日　④5日以上

一般に、細胞数は20歳頃に決まると言われています。成長期に、継続的な運動を行うことで、筋肉の細胞数が多くなります。

Q26. 15 ～ 20歳頃に何のスポーツをしていましたか？
①体操　②陸上　③野球　④サッカー　⑤テニス
⑥バスケ　⑦バレーボール　⑧ラグビー　⑨柔道
⑩剣道　⑪水泳　⑫その他(　　　　　　　　　)

筋肉には、赤筋と白筋の2種類があります。
運動の種類によって、作られる筋肉は異なります。

Q27. 日常よく動く？
①あまり動いたり歩いたりしない。
②毎日動くようにしている。

日常的によく動くと肥満の予防に繋がります。

Q28. 運動はしてる？
①してない　②週1～2日　③週3～4日以上

週3日以上の運動は肥満改善に有用です。

Q28で②か③を選んだ方

Q29. どんな運動をしてる？
①ウォーキング、体操
②筋トレ、ジョギング、水泳

有酸素運動(ウォーキング)は代謝を上げ、レジスタンス運動(筋トレ)は筋肉を合成しますので、両方の運動を組み合わせた方が効果的です

Q30. 1回の運動時間は？
①20分未満　②20～30分
③30～60分　④60分以上

20分から効果が期待できますので、1回の運動時間は、20分以上行いましょう。

Q31. 1日の平均歩数は？
①歩数計がない　②3000歩以下
③4000～5000歩　④6000歩以上

1日6000歩以上を目指しましょう。

Q32.現在のお仕事の時間帯は？
①午前　②午後　③夜間　④深夜
⑤していない

Q33. よく眠れる(熟睡できる)？
①眠れない　②ときどき　③はい

質の高い睡眠は、心身の疲労回復に大切です。体温が高いほうが眠りにつきやすいので入浴直後に寝るようにしたり、スリーピングハーブティーやアロマテラピーを取り入れたりして、心地よい睡眠を。それでもよく眠れない人は、医師に相談することをお勧めします。

Q34.便通は？
①下痢ぎみ　②便秘ぎみ　③普通

便秘ぎみの人は、野菜不足、糖分の摂り過ぎの可能性があります。また下痢ぎみの人は、ファストフードなどの油脂、海藻、ナッツ、キノコ、根菜などの食物繊維の摂り過ぎに注意です。

Q35.セルフチェックを終えて、健康のために行動を変えられそう？
①難しい　②たぶん　③変えたい

あなた自身が行動すれば、目標は達成できます。強い決意で1歩を踏み出し、継続あるのみです！

セルフチェック評価表　あなたは何点でしたか？

1. 病気のリスクをチェック

	質問項目	自己評価	正解	点数
(1)	気になることはありますか？		⑰ない	1
(2)	現在、飲んでいるお薬はありますか？		⑧ない	1
(3)	タバコは吸いますか？		③吸わない	1

2. 体重のリスクをチェック

	質問項目	自己評価	正解	点数
(1)	20歳からの体重増加は5kg未満ですか？		増加5kg未満	1
(2)	BMIは25kg/m^2未満ですか？		BMI:25未満	1

3. 健康への意識をチェック

	質問項目	自己評価	正解	点数
Q1	いつも体重は量っていますか？		④or⑤　週2回以上	1
Q2	調理しますか？		④自分で調理することが多い	1
Q3	食べ物をどこで一番買いますか？		⑥スーパーや専門店or⑦産直所	1
Q4	食品表示を見ますか？		③いつも	1
Q5	有機栽培や無農薬を選びますか？		③いつも	1
Q6	おかずの電子レンジ加熱を何回しますか？			

4. 高カロリーのリスクをチェック

	質問項目	自己評価	正解	点数
Q7	宴会や飲み会は？		③月1～2回以下	1
Q8	食事時間や回数は？		③規則正しい	1
Q9	食事量が一番多いのは？		②朝食or③昼食	1
Q10	いつもの食事習慣で心当たりは？		⑥該当なし	1
Q11	間食は食べますか？		⑥月1～2回or⑤食べない	1
Q12	間食に何を食べますか？		⑤果物or⑥ナッツor⑦食べない	1
Q13	水分補給として、よく飲む飲み物は？		⑨~⑰無糖の水、茶、コーヒー	1
Q14	コーヒーは飲みますか？			
Q15	お酒は飲みますか？		⑤～⑦　週2回以下	1
Q16	1日当たりの平均飲酒量は？		⑦該当なし	1

5. 食べ物の質をチェック

	質問項目	自己評価	正解	点数
Q17	よく食べる主食は？		⑤未精製穀物～⑧食べない　のうち１つ以上	1
Q18	よく使う甘味料は？		⑦低甘味料or⑧0カロリーor⑨使わない	1
Q19	よく使う油脂はどれ？		⑦～㉑　植物性、使わない　のみ	1
Q20	よく食べる発酵食品は？		④白身肉～⑪植物性　のみ	1
Q21	あまり食べていないものは？		⑨すべて食べている	1
Q22	よく食べるものはある？		どれか１つ以上チェック	1
Q23	1日2回以上食べるものがある？（塩分）		⑦ない	1
Q24	サプリメント（補助食品）は？		②マルチビタミンミネラル	1

6. 活動量と生活のリズムをチェック

	質問項目	自己評価	正解	点数
Q25	25. 15～20歳頃にスポーツを週に何日していましたか？			
Q26	15～20歳頃に何のスポーツをしていましたか？			
Q27	日常よく動く		②毎日動くようにしている	1
Q28	運動はしてる？		②週1～2回 ③週3～4日以上	1 2
Q29	どんな運動をしてる？		①ウォーキング、体操 ②筋トレ、ジョギング、水泳	1 1
Q30	1回の運動時間は？		②20～30分 ③30～60分 ④60分以上	1 2 3
Q31	1日の平均歩数は？		③4000～5000歩 ④6000歩以上	1 2
Q32	現在のお仕事の時間帯は？			
Q33	よく眠れる（熟睡できる）？		③はい	1
Q34	便通は？		③ふつう	1
Q35	健康のために行動を変えられそう？		③変えたい	1
			満点	45

Chapter 3

3

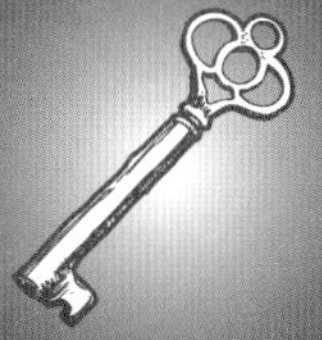

3つめの鍵：肥満の治療法を知る

肥満治療の最前線

食事を見直し、適度な運動を行っても減量が困難な場合は、経験豊富な専門の医師と管理栄養士のもとで「肥満治療」を受けるという近道もあります。

「肥満治療」には、内科的治療と外科的治療があります。内科的治療は、食事療法、運動療法、薬物療法など。食事療法と運動療法のみで減量が困難な場合には、薬物療法を施したり、胃を小さくする外科的治療を受けたりして、減量を行うことも可能です。

ここでは、体重、体脂肪の増加がどのような病気を引き起こすのか、また内科的治療としての薬物療法、さらに外科的治療の手術方法と手術前後に気をつけることなど、肥満治療の第一人者である「前田和久先生(北千里前田クリニック院長)」と「瀧口修司先生(名古屋市立大学病院教授)」に教えていただきましょう。

1人で悩まずに、まずは「肥満治療」の専門外来を受診し、“肥満の治療法を知る”ことが「3つめの鍵」です。

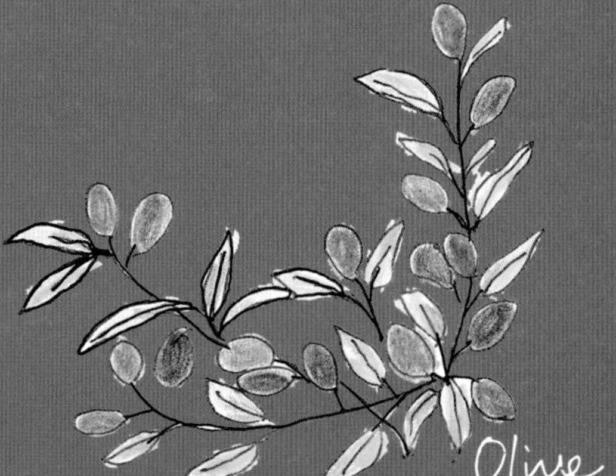

1.内科的治療法(薬物療法と食事)

前田和久先生／北千里 前田クリニック院長

Q1.肥満の原因は何ですか?

肥満症の原因は、消費するカロリーより摂取するカロリーが多くなる、カロリーの過剰摂取はもちろんですが、甲状腺機能が低下していたり、ステロイドや抗うつ薬などの薬物によるものもあります。食事を減らしても思うように痩せられない人は、原因を明らかにして適切な治療を受けていただくために、肥満治療専門外来の受診をお勧めします。

Q2.肥満はなぜ悪いのでしょうか?

20歳のころの体重より5~10kg増加すると、約2.3kgだけ増加した人と比較し、心臓病や高血圧、糖尿病や胆石症の発症率は3倍となり、それ以上増えるとさらにリスクは高まります。内臓脂肪からの血流は門脈を介して直接肝臓に運ばれて、肝臓でのインスリン抵抗性や脂肪肝発症の原因となります。さらに肥満した脂肪組織で炎症が起こると、アディポサイトカインが過剰に分泌され、高血圧や動脈硬化、糖尿病を引き起こす原因にもなります。アディポサイトカインの中でも唯一アディポネクチンだけは、糖尿病や動脈硬化を抑制する働きがあるため、いかに体重をコントロールして、アディポネクチンを減らさない、増やせる食生活をするかが、生活習慣病の予防となります。

Q3.食事を変えたくないし運動する暇もないので、痩せ薬をもらえますか?

肥満には食事療法が不可欠で最優先されるべき治療法です。これに運動療法や薬物療法を併用することで、減量しやすくなります。薬物療法では、食欲抑制を目的とした薬品名:マジンドール(商品名:サノレックス)が、現在日本で唯一、肥満症に承認されている薬です。マジンドールは、脳の視床下部にある摂食調節の中枢(満腹中枢など)を阻害することで、食欲を抑えることができます。しかし、服用しているだけで体重が減るわけではありません。食事療法や運動を行った際の空腹感を和らげ、減量に向けた努力をサポートする薬として処方されます。

Q4.食べているカロリーを減らしたら痩せますか？

摂取する飲食物のカロリーによって体重は左右されるので、いつも食べているもの、飲んでいるもののカロリーを減らすことができれば、体重は減ります。栄養学的にカロリーのある栄養素は、1g当たり、炭水化物(糖質)4kcal、脂質 9kcal、タンパク質 4kcal ですが、いずれも体重を減らすカロリーという意味では、その種類に差はありません。適切なタンパク質量を摂り、余分な糖質、脂質を減らしましょう。

Q5.減量に効果的な食事はありますか？

体重は食べた重量に影響されるのではなく、食べたカロリーに影響されるので、素早く幸せな満腹感(専門的には“飽満”)に導くことができて、空腹感が戻ってくることを遅らせられる(専門的には“飽和”)食べ物を見つけることが「美味しいダイエット革命」です。素早く満腹感に導くには“エネルギー密度が低い食べ物”を、空腹感が戻ってくることを遅らせるには“消化吸収に時間がかかる食べ物”を選ぶことが鍵となります。そして、燃えやすくするための栄養素をバランスよく摂取することも必要です。

Q6.砂糖がやめられなくて、どうしたら良いですか？

果物や野菜の自然な甘味を利用することが理想ですが、砂糖の量が減らせない場合には、糖アルコールなどの低甘味料や腸管から吸収され難い甘味料を使う方が体には良いでしょう。脂肪肝を改善し、血糖値が上がりにくいという研究データがある代替糖“マルチトール”(P.48)はお薦めです。

Q７.運動は、ウォーキング？ それとも筋トレ？

内臓脂肪は皮下脂肪より脂肪の分解能力が高いため、運動で減りやすいのは内臓脂肪です。運動の種類は、代謝を上げる目的の有酸素運動と脂肪を筋肉に変えるレジスタンス運動を組み合わせることが大切です。運動しないと筋肉はどんどん脂肪に変わり、運動しない5kgの体重増加は、実際には 2.5kg の筋肉減少と7.5kgの脂肪増加といわれています。

アディポネクチンとは…

ヒト遺伝子の総数は約30,000存在し、その大部分がハウスキーピング遺伝子で、臓器特異的に働くのは数パーセントです。

アディポネクチン(adipose most abundant geno transcript 1; apM1)は、脂肪組織特異的遺伝子で、肥満による脂肪細胞の分泌不全から低アディポネクチン血症が生じると、心筋梗塞などの動脈硬化性疾患や2型糖尿病、脂質代謝異常、高血圧など、メタボリックシンドロームの発症リスクが高まります。アディポネクチンを増やせる食事と運動を実践することは、最強の健康長寿法といえます。

～肥満治療の専門ドクターからのMessage～

健康への道しるべ
“ハーバード式ヘルシーフードピラミッド”

悪い油は“サビ”を増やし、摂り過ぎの糖分は“コゲ”を作って体を老化させます。それを掃除して磨き、体のメンテナンスをしてくれるのが“アディポネクチン”です。“サビ”や“コゲ”の原因となる食品を控え、老化を遅らせ修復するアディポネクチンを増やす食生活は、多くの病気の予防や改善に役立ちます。そして、どのような食生活を送ると良いのかをエビデンスに基づいて示した地図が“ハーバード式ヘルシーフードピラミッド”。まず生活のベースになるのが体重のチェックと運動(活動)です。運動をするとアディポネクチンが上昇します。アディポネクチンを増やすために摂るべきものは、未精製穀物、良質の油脂、ビタミン・ミネラル・フィトケミカルを多く含む野菜や果物、ナッツ類、良質のタンパク源となる魚や鶏肉、卵、豆類など。アディポネクチンを減らさないために控えるべきものは、砂糖・精製穀物、動物性油脂、塩、食品添加物などです。

Profile

前田 和久

Maeda Kazuhisa

医学博士。北千里　前田クリニック院長／大阪大学医学系研究科特任講師。１９８９年大阪大学医学部卒業。ハーバード大学栄養部門留学。総合内科、循環器、糖尿病、肥満症、各専門医。クリニックでは現在8名の管理栄養士らと食事指導を行っている。

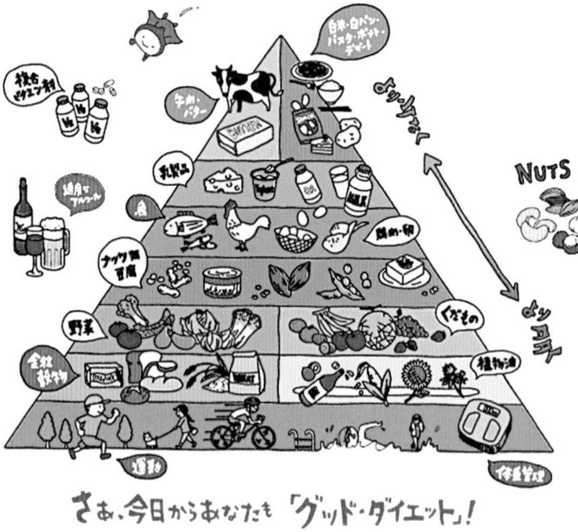

出典：太らない、病気にならない、おいしいダイエット

2.外科的治療法(胃切除術と食事)

瀧口修司先生／名古屋市立大学病院教授

Q1.どれくらい太っていると肥満手術を受けた方が良いですか？

我が国で健康保険適応となるのは6ヶ月以上の内科的治療によっても十分な効果が得られないBMI(体重÷身長(m)÷身長(m))が35以上の肥満症であって、さらに糖尿病、高血圧症、脂質異常症、睡眠時無呼吸症候群のうち1つ以上を合併している方でしたが、2020年4月からBMIが32.5以上で内科治療では改善しない重症の糖尿病がある方も保険治療の対象となりました。肥満によって生じる健康障害が内科治療で改善されない方は手術が勧められます。

Q2.肥満手術を受けるメリットは何ですか？

肥満症患者には高血圧、糖尿病、脂質異常症、肝機能障害、睡眠時無呼吸症候群などを合併している方が多く、それらの疾患は、心疾患や脳血管疾患などの原因となります。つまり肥満症は放置すると生命を危険にさらす疾患であるということです。スリーブ状胃切除術を受けることのメリットとしては,手術による減量で、生命予後を改善できるという点です。手術自体にもリスクがありますが、手術による減量のメリットの方がはるかに上回るという事が多数報告されています。

Q3.肥満手術とはどんな手術ですか？

我が国で唯一保険適応となっているスリーブ状胃切除術についてご説明致します。胃の中で食事をした時に最も膨らむ側(専門用語で大彎側といいます)を切除することで胃を細くしてしまう手術です。基本的に腹腔鏡手術というお腹に6カ所ほど孔をあけて二酸化炭素でお腹を膨らませて手術を行ないます。胃の大弯側には大網というカーテン状の脂肪が存在し、その中の血管が胃に流入しています。まず大網を胃から外します。胃を自動縫合器という器械を使用して切除し、切除断端は針と糸で補強を行ないます。

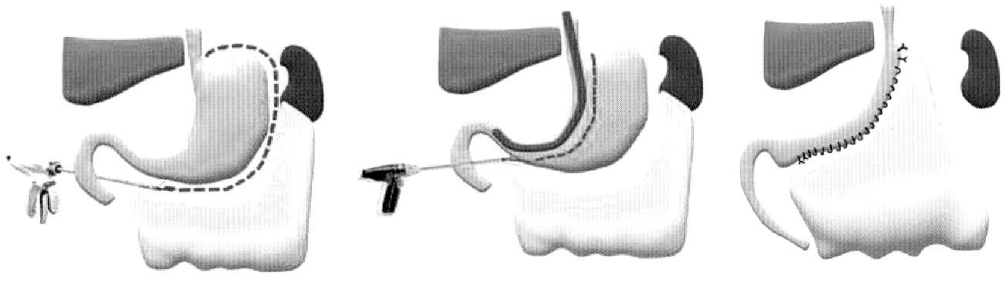

Q4.手術前にすべきことは？

まず、手術を行う必要があるかどうか、手術を行う際に問題となる病気が無いかどうかを調べます。病的肥満症の患者さんは心筋梗塞や脳梗塞、変形性膝関節症やうつ病など多くの病気を一緒に持っている可能性が高いのでしっかり検査をします。これらの検査の結果で対処した方が良い病気は手術までに対処を行います。また、手術する時の体重は少ないほうが手術の時のトラブルが少ないので手術までに体重を5%ほど減量できるのが理想的です。

Q5.手術後の食事は、どんなものを食べたら良いですか。

手術直後は1日600キロカロリーほどの流動食から食事を開始します。その後徐々に食事形態を通常に近づけて1年後には1日1000キロカロリーほどに戻します。手術後はタンパク質、ビタミン、鉄やカルシウムが不足することが多いので積極的に補う必要がありますが、総摂取カロリーは増やさないようにしなければならないので栄養補助食品を積極的に活用します。栄養不足や過剰の可能性があるので医師の診察や検査に基づいた管理栄養士の食事指導を守りましょう。

～肥満治療の専門ドクターからのMessage～

肥満手術は2014年から日本で保険適応となり、特別な治療ではなくなりました。従来の内科治療だけでは達成できなかった体重減少と糖尿病などの合併症の改善が期待できる画期的な治療です。このメリットを十分受けるためには手術前からの内科的治療、手術、手術後の栄養療法と運動療法といった患者さん自身の頑張りが重要です。肥満手術を考える場合はかかりつけのクリニックから手術をしている病院に紹介をしてもらいましょう。

Profile
瀧口　修司
Takiguchi shuji

医学博士。名古屋市立大学大学院消化器外科学教授・消化器外科部長・肥満治療センター長。1991年大阪大学医学部卒業。2017年4月から現職。特に上部消化管の内視鏡手術を専門としており、努力を惜しまず技術を磨き、常にベストな手術を目指している。

Chapter 4

4

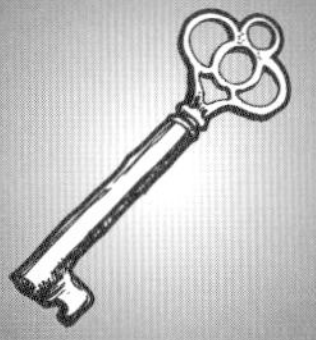

4つめの鍵：お買い物の前に作戦を練る

ある日の食事を徹底解説

食べ物を買うときに、食品表示を必ず見ますか？　買い物で一番大事なことは、値段を見ることより食品表示を見て決めることです。

そして、「ただ食べる量を減らすだけでは物足りない」ときには、素早く満腹感に導く“エネルギー密度が低い食べ物”と空腹感が戻ってくることを遅らせる“消化吸収に時間がかかる食べ物”です。

それは、大きくてカロリーが低い食べ物、噛み応えのある食べ物です。何となく、そうしたほうが良いと分かっていても、実際に食べ物を目の前にすると何をどう変えるべきか、分からない場合もあるでしょう。

特に空腹時は“食べないほうが良い”という理性より“食べたい”と思う欲望のほうが上回り、正しい判断を邪魔します。お買い物の前に、こうしたほうが良いという具体的な解決策を考えておけば、正しい食べ物を選ぶことができるはず。

ここでの事例を参考に、普段から何をどう選ぶべきかを考えて、書き込んでおきましょう。

“お買い物の前に作戦を練る”ことが減量を成功させる「4つめの鍵」です。

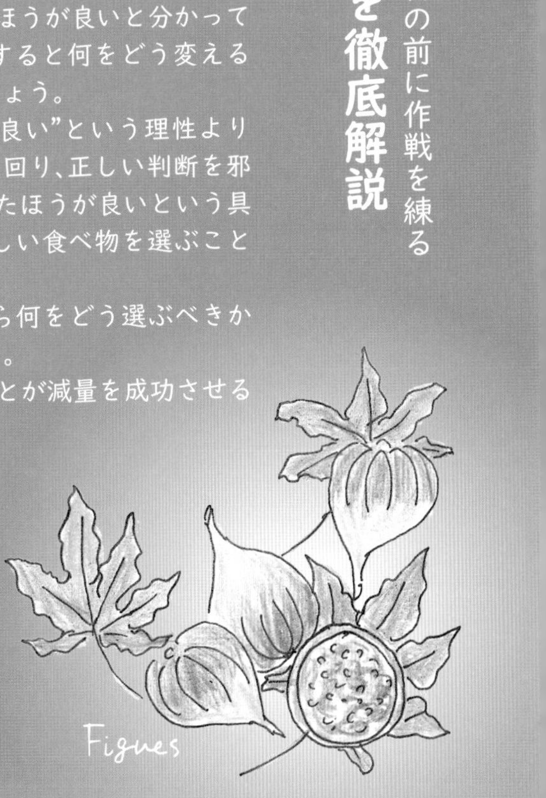

お買い物の前に考えて

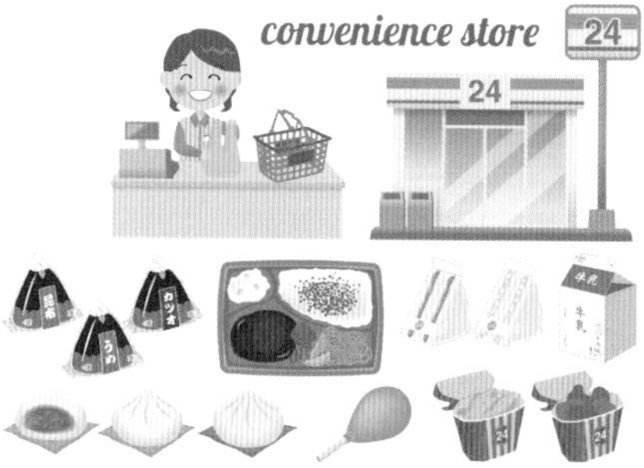

体重を減らすということは、“消費カロリーが摂取カロリーを上回る”ということです。しかし、運動で消費できるカロリーは意外に少なく、体重80kgの人が30分ウォーキングしても消費できるのは、わずか約130kcal。ご飯に置き換えると、お茶碗半分のカロリーと同等です。このように食事を変えず、運動だけを増やして減量することは難しく、まずは食べ物の糖と油を控えることで摂取カロリーを下げて減量します。毎日の運動はあくまでも代謝を高め、燃えやすく、美しい体を作ることを目的とします。

とはいうものの、夕食のご飯をお茶碗1杯から半分に減らして30分のウォーキングを加えれば、食事と運動で毎日260kcal減らすことができ、計算上は1カ月で体重を約1kg減らすことが可能となります。
歩きたくない、帰宅が遅い、膝が痛い、腰が痛い…など、運動ができないことが原因でダイエットをあきらめている人もいるかもしれません。食事でカロリーを減らすほうが運動よりもはるかに減量は簡単です。今日から食事を見直しませんか。

素早く幸せな満腹感に導くことができる“エネルギー密度が低い食べ物”は、“大きくてカロリーが低い食べ物”です。
例えば、シフォンケーキはクッキーに比べ、大きくてカロリーが低い食べ物です。

空腹感が戻ってくることを遅らせられて満足感が得られる“消化に時間がかかる食べ物”は、“噛み応えのある食べ物”です。
例えば、フランスパンは生食パンに比べ、噛み応えのある食べ物です。

気をつけているつもりでも、体重が減らない人は、もう一度☑チェック。

- □ 甘い糖分の入った飲み物をやめて無糖飲料に変えていますか？
- □ 主食はご飯･パン･麺を半量にして、未精製穀物にしていますか？
- □ おかずは揚げ物や脂身を控えていますか？
- □ 夕食を一番軽くして夕食後には何も食べないようにしていますか？
- □ お菓子や菓子パンを食べる習慣をやめていますか？
- □ チョコ、飴、クッキーなど、たとえ1回に1つであったとしても、ちょこちょこダラダラと間食しないようにしていますか？

これらの行動を1つでも変えることができたら体重は減り、血液はキレイになり、細胞は元気になります。健康と美容への願いが叶うように、あなた自身の強い意志で行動を変えましょう。

【自宅で朝食】

朝は菓子パンに加工肉。心当たりはありませんか？

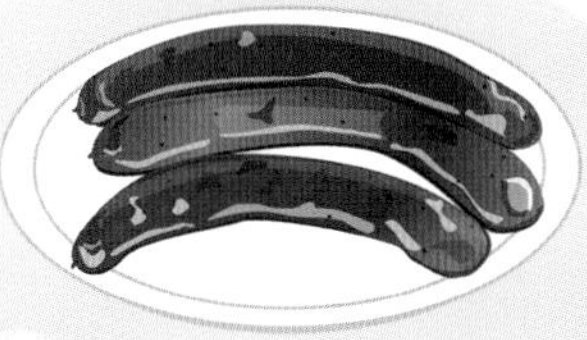

ソーセージ［3本］ 168kcal

タンパク質	8g
脂質	15g
糖質	1g
塩分	1.5g

果汁100%ジュース［200cc］ 84kcal

糖質	18g

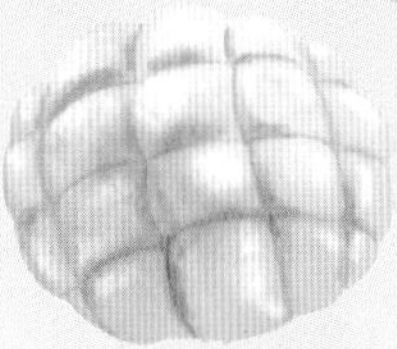

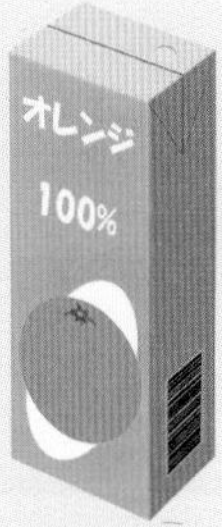

メロンパン 329kcal

タンパク質	7g
脂質	10g
糖質	54g
塩分	0.5g

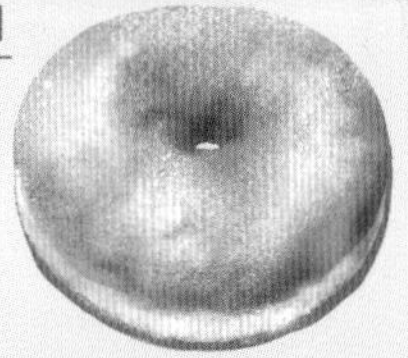

ドーナッツ 330kcal

タンパク質	3g
脂質	18g
糖質	41g
塩分	0.5g

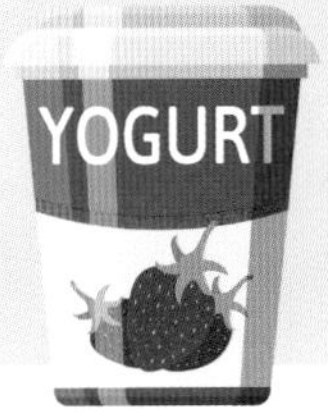

フルーツヨーグルト［130g］ 125kcal

糖質	20g
タンパク質	5g

※メロンパンとドーナッツの２つで
悪い油脂と砂糖まみれで659kcal

合計：1,036kcal、タンパク質23g、脂質43g、糖質133g、塩分2.5g

500kcal以内。あなたなら何をやめて、何に変えますか？

メロンパン、ドーナッツ
ソーセージ3本
フルーツヨーグルト
オレンジジュース

菓子パン（メロンパン、ドーナッツ）をやめて噛み応えのあるフランスパン1/2本（120g）に変え、ソーセージと野菜をサンドして食べれば、400kcal減。ジュースをお茶に、フルーツヨーグルトはプレーンヨーグルトに変えて、生のフルーツにすればさらに150kcal減。砂糖が減ってカサが増え、噛み応えもさらに増し、酵素やビタミンも補えます。血糖値が上がりにくいフルーツはリンゴがお薦めです。

【コンビニで買った昼食】
ついでにいろいろ買っていませんか？

お昼ご飯で 1,152kcal	
タンパク質	40g
脂質	57g
糖質	143g
塩分	4.9g

おにぎり 249kcal

タンパク質	5g
脂質	8g
糖質	40g
塩分	1.2g

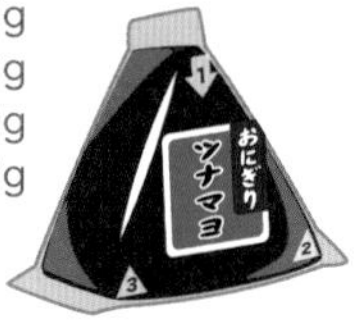

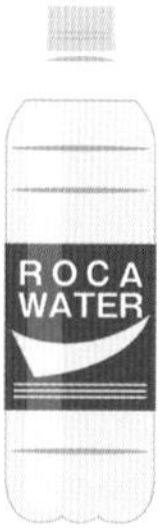

間食のおやつと飲み物で 1,242kcal	
タンパク質	7.6g
脂質	42g
糖質	160g
塩分	1.2g

カルボナーラ 600kcal

タンパク質	21g
脂質	24g
糖質	74g
塩分	2.5g

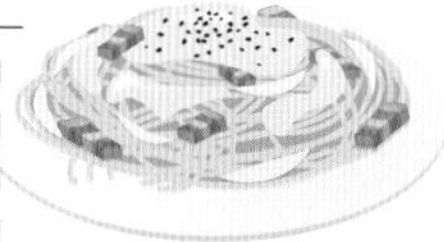

スポーツドリンク[1L]

体に良いはずが
糖質 67gで**270kcal**
塩分1.2g

唐揚げ 303kcal

タンパク質	14g
脂質	25g
糖質	4g
塩分	1.2g

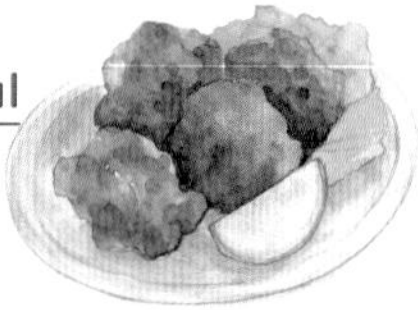

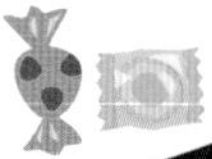

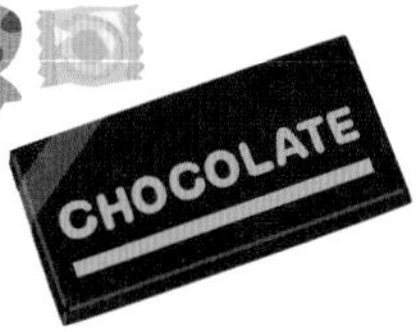

1回1粒10gでも
1日で10粒。

チョコ[100g] 524kcal

脂質	42g
糖質	29g

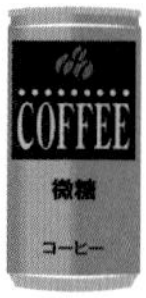

カフェオーレ 150kcal

タンパク質	3g
糖質	25g

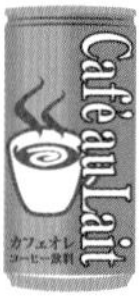

缶コーヒー 66kcal

糖質	13g

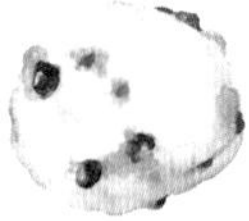

豆大福 232kcal

タンパク質	4.6g
糖質	51g

午後の合計：2,394kcal、タンパク質47.6g、脂質99g、糖質303g、塩分6.1g

500kcal以内。あなたなら何をやめて、何に変えますか？

カルボナーラ
おにぎり
唐揚げ
カフェオーレ、缶コーヒー、スポーツドリンク
大福、飴やチョコ

飲み物をすべて無糖飲料やお茶か水に変えれば、カロリー 486kcal減、糖質105g減。ついつい食べてしまうチョコをやめれば、カロリー 524kcal減、脂質42g減、糖質29g減。間食と飲み物に気をつけるだけで合計1,242kcal減らせます。食事、おやつ、飲み物すべてに問題がある場合、まずは飲み物とおやつを変えましょう。さらに、カルボナーラをペペロンチーノに、唐揚を焼き鳥、おにぎりを野菜スティックサラダに変えれば、700kcal減。噛み応えがあり、カサも増やせて満足感が得られます。

【帰りにスーパーで夕食】
空腹で値下げ商品をいっぱい買ってしまいませんか？

夕食だけで 1,801kcal

タンパク質	50.6g
脂質	60g
糖質	255g
塩分	10g

夕食後の間食で 786kcal

タンパク質	3.5g
脂質	44g
糖質	88g
塩分	0.9g

カップ麺 403kcal

タンパク質	9.6g
脂質	18g
糖質	51g
塩分	6.2g

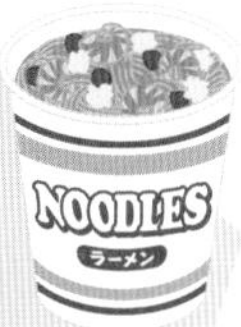

カツ丼 922kcal

タンパク質	33g
脂質	33g
糖質	113g
塩分	2.5g

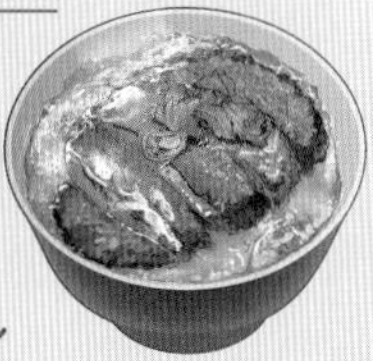

ジンジャエール 180kcal

糖質	45g

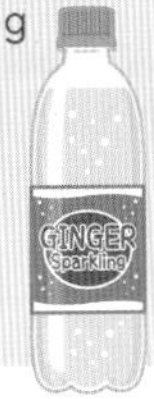

小コロッケ(3個入り) 296kcal

タンパク質	8g
脂質	9g
糖質	46g
塩分	1.3g

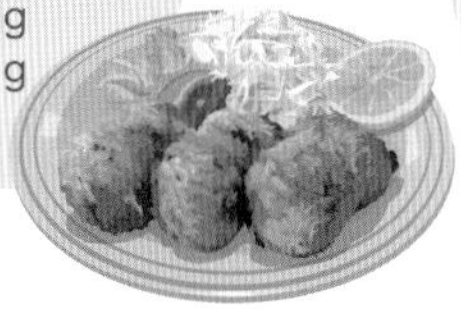

ポテトチップス 471kcal

脂質	30g
糖質	47g
塩分	0.9g

バニラアイス 315kcal

タンパク質	3.5g
脂質	14g
糖質	41g

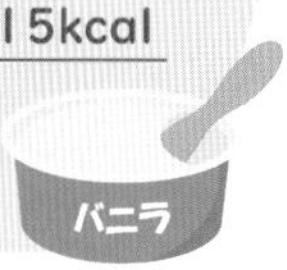

合計：2,587kcal、タンパク質54.1g、脂質104g、糖質343g、塩分10.9g

500kcal以内。あなたなら何をやめて、何に変えますか？

カツ丼
小コロッケ3個入り
カップ麺
ジンジャエール
ポテトチップス
バニラアイス

夕食後のおやつをやめるだけで、カロリー 786kcal減、脂質44g減、糖質88g減。どうしてもおやつを食べたければ、小さいアイスや噛み応えのある小袋のノンフライおかきなどにしましょう。飲み物のジンジャーエールをお茶に変えてカロリー 180kcal減、糖質45g減。インスタントカップ麺はフリーズドライの硬めの春雨スープで噛み応えをプラス。とんカツが食べたいときは、コロッケをやめて野菜炒めや青菜のお浸しでカサ増しご飯は半分にしましょう。

ファイアンス焼き陶器で有名な *Moustiers-Sainte-Marie*

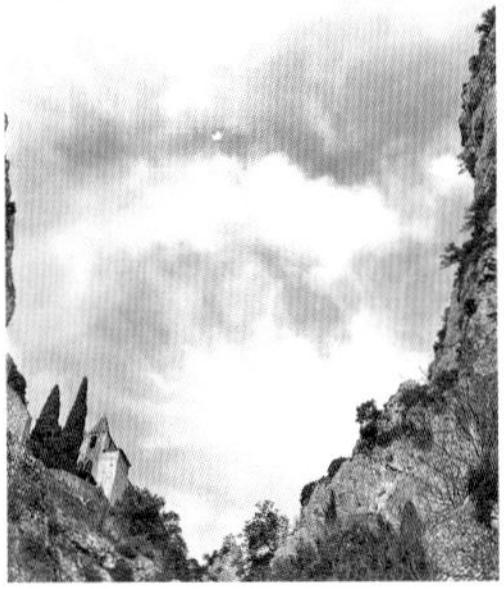

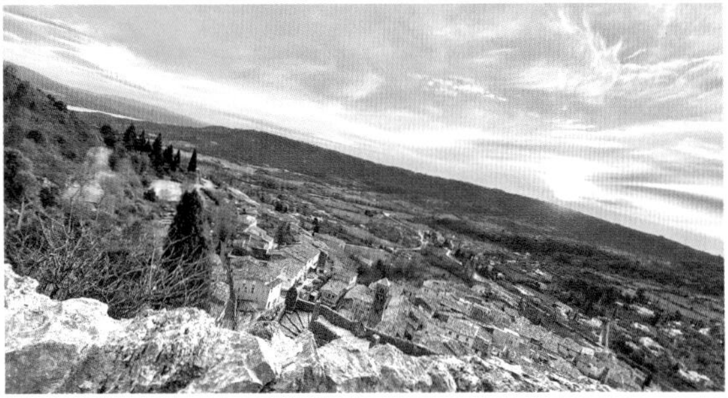

フランスで最も美しい村のひとつとされ、2つの断崖を繋ぐ鎖に架けられた星の伝説を持つムスティエ・サント・マリー。その村で、1枚ずつ手描きでつくられている貴重なムスティエ陶器はマリーアントワネットもお気に入りだったとか。陽も落ちてひと休みしたバーで偶然出会ったムスティエ陶器デザイナーのPhilippe。閉店後にもかかわらず案内してくれたアトリエは、まるでお花畑のように華やかで夢の世界が広がっていました。イタリアの伝統技法を代々引き継いでいるせいか、ご馳走してくれたドリンクもイタリアの銘酒リモンチェッロでした。

暮れゆくムスティエの夕陽が美し過ぎて、架けられた星に、ただ祈りを捧げたくなりました。

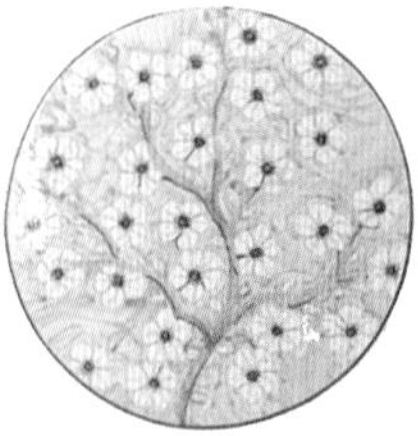

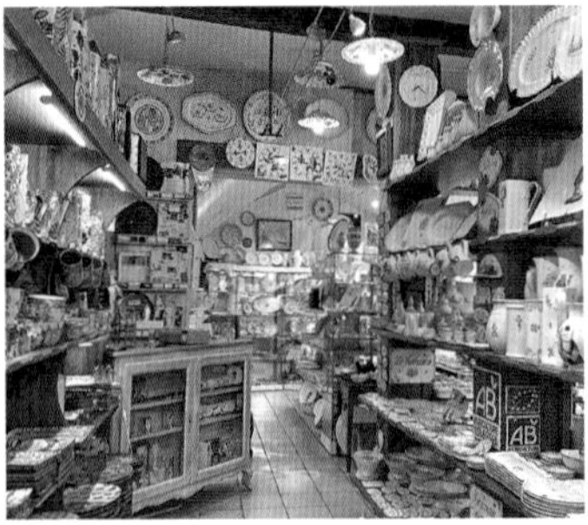

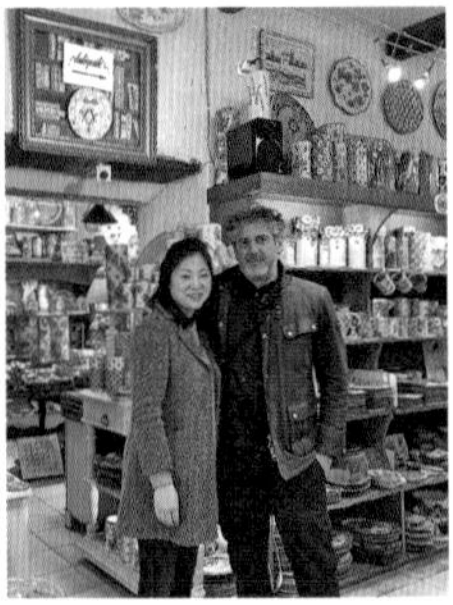

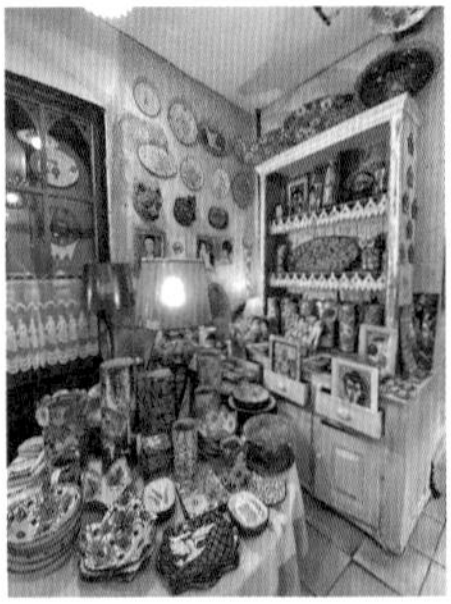

Chapter 5

5

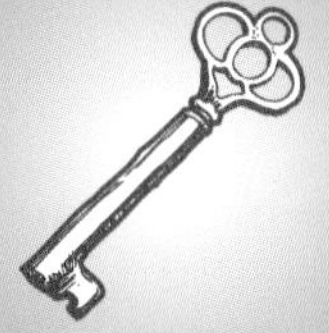

5つめの鍵：栄養素が体に及ぼす作用を知る

キレイにやせたい、細胞再生のための『美味しいダイエット革命』

あなたの目の前の食べ物が、あなたの体内でどのように作用するかを知ることは、最強の薬を手に入れたのと同じくらい価値があります。体を構成しているのは他でもなく、あなたが食べた物、飲んだ物、そして吸った空気。それが理解できれば、すべての病気が飲食物に大きく影響されていることが分かるでしょう。“体に効く食べ物を選ぶ”という特別なことではなく、当たり前に“体に成る食べ物を選ぶ”という表現のほうが正しいのかもしれません。

このように考えれば、自身の食生活はさておいて、生活を変えたくないから薬が欲しいとか、流行の健康食品やサプリメントをあれこれ飲むことが、いかに無意味で滑稽なことかが分かります。そして、日常の食事の中で、細胞再生に必要な食材を選び、それを美味しく食べることが得策だと気づくはずです。

理想の美ボディメイクは、限られたカロリーの中で、何を選択するかで決まります。血液中の糖や中性脂肪、コレステロールを正常に保ち、血をキレイにすることは、単に健康というだけではなく、細胞自体を活性化させることです。つまりアンチエイジング効果を高め、美と若さを保つ秘訣なのです。知れば知るほど、こんなに素晴らしい世界があったのかと感動し、すぐにでも始めたくなるでしょう。

“栄養素が体に及ぼす作用を知る”ことが「5つめの鍵」です。

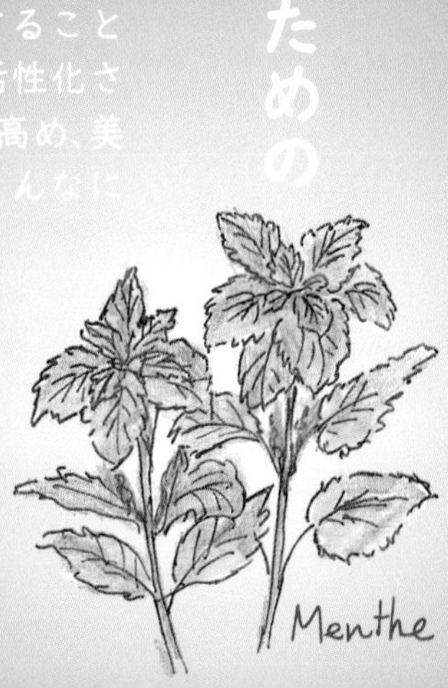

1.体内で働く栄養素の作用

(1) エネルギー源となる栄養素は、どう働く?

栄養素とは一般に、人体の生命活動に必要な食べ物に含まれている成分のことで、"タンパク質、脂質、炭水化物(糖質)とビタミン、ミネラル"を五大栄養素といいます。食品表示には"糖質"ではなく"炭水化物"と書いてあることもありますが、糖質と食物繊維を合わせて"炭水化物"といいます。本書では、体重、血糖、中性脂肪などを増加させる"糖質"で記載しています。

体重を増やす栄養素は、タンパク質、脂質、糖質の3つです。主としてエネルギー源となるのは、糖質と脂質ですが、利用の優先順位が高いのは糖質です。

糖質が不足しそうになると次に脂質がエネルギー源として使われます。その代表的な臓器が心臓です。心筋細胞は、生まれてから休む間もなく働き続けなければならないことから、エネルギー源として脂肪を有効に使います。このように人の体は、糖が足りないと脂肪を燃やす仕組みになっています。糖質と脂質を使ってもエネルギーが足りない緊急事態には、体内にある筋肉や血液中のタンパク質を糖に異化させて、エネルギー源として消耗してしまいます。本来、タンパク質は、筋肉や血液、ホルモン、酵素などを体内で合成する材料となるものです。そのタンパク質を過度な減量で消費してしまう、これが"食べないダイエット"のダメな理由です。

(2)ビタミン・ミネラルは、酵素にどう働く?

酵素は、主にタンパク質から成り、各栄養素の消化や吸収、代謝などを助けるために働きます。酵素には、食べ物を消化吸収するための消化酵素と細胞内の合成と分解に関わる代謝酵素があり、生命活動のあらゆる反応に作用するため、細胞の合成、修復、廃棄には欠かせません。心筋細胞の脂質エネルギー代謝に必要な酵素の利用率は、全身の70~80%にも及ぶといわれているほどです。

また、体内には、5000種以上の酵素が存在し、その6割は腸内で作られています。しかし、酵素の産生量が限られており、加齢とともに減少するため、食べ物から補う必要がありますが、酵素は熱に弱いので、生の食品から摂取しなければなりません。

さらに、マグネシウムや亜鉛、銅、マンガン、セレンなどのミネラルは、酵素の働きをサポートする補酵素として働きます。

そして脂肪を燃やすときには、ビタミンB_2やコエンザイムQ10などの補酵素が、また糖質を燃やすときには、ビタミンB_1が必要となり、食べたタンパク質が、血液やホルモン、筋肉に合成されるときには、ビタミンB_6が必要となり、酵素をサポートします。

このように補酵素といわれるビタミンB群やミネラルは、カロリーを消費するための着火剤や各部品を製造するためのネジ、血の流れをスムーズにする潤滑油のように、体内で常に作用しているのです。

(3)食物繊維は、どう働く？

第6の栄養素といわれているのが"食物繊維"です。私たちはお腹の中に約1000種類、100兆個にも及ぶ"腸内細菌"というペットを飼っています。腸内細菌の善玉菌が好む食物繊維が多い、未精製穀物、野菜やキノコ、海藻を毎日食べると、ビフィズス菌や乳酸菌にエサをあげて増やすことになります。それらの善玉菌が産生する短鎖脂肪酸が腸管粘膜細胞の栄養となったり、ビタミンB群を産生したり、コレステロールを下げる働きをするといわれています。また、食物繊維を食べることで腸管内のpHが下がり、クロストリジウムなどの悪玉菌が増えにくい腸内環境をつくります。腸は栄養素の吸収のほか、免疫保持や異物の防御にも働きます。腸管粘膜細胞のターンオーバーは、もっとも速く、5～7日間で生まれ変わります。体内の免疫の約60%を担っている腸の壁が丈夫になれば、風邪予防にも繋がります。

(4)フィトケミカルは、どう働く？(P.71参照)

"フィトケミカル(phytochemical)"は第7の栄養素と呼ばれ、植物が紫外線や昆虫から身を守るために作り出した色や刺激臭、辛味成分のことです。体をサビ(酸化)から守る抗酸化作用を持ったポリフェノール、カロティノイド、含硫化合物は、体内で過剰に産生された活性酸素を除去し、過酸化脂質を抑え、また免疫機能を高めて、老化や動脈硬化、がんを予防してくれます。

フラボノイド系では、大豆に含まれるイソフラボンは、エストロゲン作用を持ち、ブルーベリーに含まれる紫色のアントシアニンは視力回復に。赤ブドウに含まれる赤色のレスベラトロールは抗酸化作用、緑茶のカテキンは血糖やコレステロール低下作用、柑橘の皮に含まれるヘスペリジン(ビタミンP)や生姜に含まれるショウガオールは血行を促進し、黄色いウコン(ターメリック)は肝機能を助ける作用があります。

ポルフィリン系では、緑の葉野菜に含まれるクロロフィルに整腸作用や抗炎症作用があります。

カロティノイド系では、緑黄色野菜に含まれる橙色のβカロテン、甲殻類や鮭に含まれるアスタキサンチン、トマトやすいかに含まれるリコピンなどがあり、活性酸素を除去し、動脈硬化の予防やがんの発生を抑えます。

含硫化合物では、ニンニク、ネギ、玉ネギに含まれる刺激臭のアリシン(硫化アリル)や大根、ワサビに含まれる辛味成分のイソチオシアネートがあり殺菌作用があります。

Message

ダイエット時には、普段より飲食量が減ったり、体内消費量が増えたりするため、ビタミン、ミネラル、食物繊維が不足しがちになります。サプリメントを摂るならば、日常の食事を見直したうえで、食べられないことで不足したり、加齢によって低下したり、また消費量が多くて補いたいなど、目的に合わせた栄養素を必要量摂取すると良いでしょう。野菜嫌いや自然食品からビタミンやミネラルが十分に摂取できない場合には、マルチビタミン・ミネラルのサプリメントを服用することをお薦めします。

サプリメントは単一の栄養成分ですが、自然の食べ物には未発掘の宝石のように未知数の栄養成分がたくさん含まれています。可能な限り自然の食べ物を利用して栄養素を満たしたいものです。

(5)選ぶべき利益の高い食べ物は？

あなたが選ぶもの、それがすべてです
変わるためには、何を選ぶべきかを決めることです

人はロボットとは異なり、生まれた瞬間に自然に電源が入り、食べたもので成長し、細胞の合成と分解を繰り返しています。寝ている間も体内で、細胞は働き続けています。バッテリー充電もガソリン補給もせず、ただ食べて、動いて、空気を吸って、それで成り立っているのが不思議です。持ち主が選ぶ食べ物によって、細胞の質が決まり、美肌と健康を作ります。体に良い食べ物を選ぶこと、それが美しさや若さのベースとなるのです。

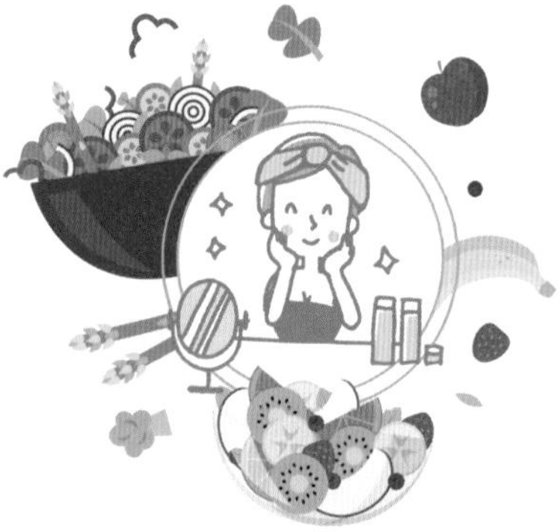

食べないダイエットで体脂肪が減らないのは、筋肉やホルモンを合成するためのタンパク質やエネルギーを消費するために必要なビタミン、ミネラル、酵素が不足していることも一因として考えられます。

生まれ変わる細胞の速度が速ければ速いほど、また壊れる細胞が遅ければ遅いほど、若さや健康を保つことができます。ダイエットをしているときこそ、細胞の合成と分解に必要なタンパク質やビタミン、ミネラル、酵素が多く含まれる食品を選び、十分に補うことが鍵となります。

《エネルギー源、細胞の合成、修復に働く栄養素を含む食べ物》

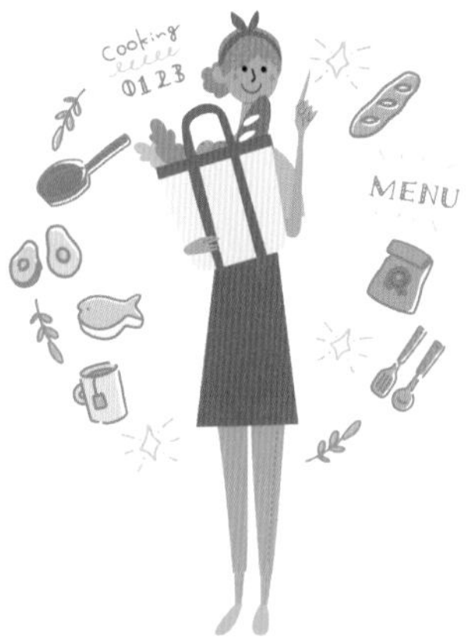

1.細胞を動かすエネルギー源
　“未精製穀物”の糖質や“良質の油”の脂質
2.細胞を合成する材料
　“魚や卵や肉や大豆や乳製品”に含まれるタンパク質と“種実やナッツ”に含まれる良質な油
3.細胞の合成を強くサポートするもの
　“野菜やキノコ、海藻、果物、種実やナッツ”に含まれるビタミン・ミネラル・酵素・食物繊維
4.酸化を抑えて細胞の若返りを助けるもの
　“野菜や果物の色”のフィトケミカル

これら4つのカテゴリーの中から、1日に必要な量をバランスよく選ぶ、それが基本です。では、選ぶべき食品が何で、それをどれだけ摂るべきかを考えていきましょう。

体に良くて、血液をキレイに保ち、細胞をイキイキとさせる食べ物

① カロリー控えめ
② 未精製穀物
③ 鶏肉や魚介類、大豆製品
④ 良い油、ナッツ
⑤ 緑黄色野菜、キノコ、海藻

血液をキレイにすれば、肌や髪がツヤツヤしてきます。そして腸内環境が整えば、免疫力が高まり、病気を予防することができます。

このように、美しく健康的なボディは、単なるカロリー・糖質・脂質制限をするだけでなく、ロジカルな栄養学に基づいた、細胞の再生を促す食事によって作られるのです。

生きるためには、毎日何かを食べ続けなければなりませんが、せっかく食べるのであれば、体に良くて、美味しいほうが心も元気になれます。どうか、あなたにとって利益の高い食べ物を見極めて、正しい選択をし、有意義な人生を過ごしてください。

体に良くなくて、細胞を傷つけ、血管や臓器をダメにする食べ物

① 砂糖
② 白い粉(精製穀物)
③ 悪い油
④ 添加物
⑤ 塩

砂糖や精製穀物の摂り過ぎは血糖値や中性脂肪値を上昇させ、動物性脂肪に含まれる飽和脂肪酸や何度も使用して酸化した劣化油脂はLDLコレステロール値を上昇させて血管をボロボロにします。また添加物はがん細胞を増やします。塩は血圧を上昇させて心臓や血管壁、腎臓に負担をかけ、病気を引き起こす危険因子となります。

体に良い食べ物を増やせば、体に良くない食べ物が自然に減ります。体に良くない食べ物が何かを知って避けることは、人生の徳であり、何よりもの薬になります。

「美味しいダイエット革命」の基準栄養素量を基にダイエットを考慮した1日分・1食分の摂取カロリーと各栄養素の目安量です。各栄養素の作用と多く含まれる食品も表にまとめましたので、参考にしてください。

「美味しいダイエット革命」の基準栄養素量

1日当りの栄養素量	単位	1日分	1食分	作　用	100g 中の多く含まれる食品
カロリー	kcal	1500	500	炭水化物(糖質)、脂質、タンパク質ですが、エネルギー源として利用するのは、糖質と脂質。	油脂、砂糖、米、小麦粉、芋類、ナッツ、種実
炭水化物					
糖質	g	180－210	48－56	脳・神経細胞、血球細胞のエネルギー源。肝臓と筋肉に貯蔵。過剰は高血糖、高中性脂肪、脂肪肝。	砂糖、和菓子、洋菓子、米、小麦粉、芋類
エネルギー比	%	48－56			
食物繊維	g	15－20	5－6.7	便のカサ増しや糖やコレステロールの吸収を遅延。善玉菌のエサとなり腸管粘膜を強化し免疫向上。	豆類、未精製穀物、キノコ類、海藻類、モロヘイヤ、ゴボウ、アシタバ、アボカド、ブロッコリー、オクラ、タケノコ、コンニャク、ゴマ
脂質	g	45	15	エネルギーの貯蔵、細胞膜を構成、コレステロールやホルモンを合成。脂溶性ビタミンの吸収増加。	油脂、ナッツ、スナック菓子、洋菓子、揚げ物
エネルギー比	%	24－27			
飽和脂肪酸	mg	10－11	3.4－3.7	エネルギー源となるが、過剰で皮下脂肪、内臓脂肪、中性脂肪、悪玉コレステロールが増加し注意。	肉の脂、バター、チーズ、生クリーム、ココナッツ油
ω3系脂肪酸	mg	2.3－2.6	0.8－0.9	脳の発育に関与。中性脂肪や血圧を低下。EPAには血管収縮抑制や抗血液凝固作用、炎症抑制作用。	エゴマ油、アマニ油、マグロ脂身、サンマ、ブリ、サバ、シラス、クルミ、ナタネ油 EPA、DHA ： 魚油
ω6系脂肪酸	mg	10－11	3.4－3.7	体内で作れない必須脂肪酸。善玉、悪玉ともにコレステロールを下げる作用があり、摂り過ぎに注意。	カボチャの種、コーン油、大豆油、クルミ、ゴマ油、米ぬか油、大豆、松の実
ω9系脂肪酸	mg	18－20	6.3－7.0	善玉コレステロールは下げず、悪玉コレステロールを低下。心筋梗塞の予防。	マグロ脂身、ゴマ、カボチャの種、オリーブ油、サフラワー油、ナタネ油、ヘーゼルナッツ
タンパク質	g	60－100	20－25	DNAの情報をもとにアミノ酸から血や筋肉、コラーゲンとなるタンパク質やホルモンなどを合成。	卵、魚、脂質の少ない肉、乳製品、大豆製品、レンズ豆、ヒヨコ豆
エネルギー比	%	16－20			

「美味しいダイエット革命」の基準栄養素量(ミネラル)

1日当りの栄養素量	単位	1日分	1食分	作　用	100g中の多く含まれる食品
カリウム	mg	3,500	1167	体内に2%細胞内に98%存在し、ナトリウムを排泄。過剰で心停止、不足で不整脈や筋肉麻痺。	大豆、小豆、ヒヨコ豆、アシタバ、モロヘイヤ、ニラ、レンズ豆、サワラ、枝豆、ルッコラ
カルシウム	mg	750	250	99%は歯や骨に存在し骨形成を担い、1%は血液や筋肉で筋収縮や細胞内の情報伝達をする。	パルメザンチーズ、モロヘイヤ、カブの葉、大根葉、ケール、牛乳、豆腐、ゴマ、小松菜、ルッコラ、菜花、ツルムラサキ、春菊、クレソン
マグネシウム	mg	370	123	骨に65%貯蔵され、300以上の酵素を助け代謝に関わり、神経や筋肉の興奮の抑制や血圧を調整。	アオサ、アマランサス、大豆、蕎麦、キヌア、カボチャの種、枝豆、ヒヨコ豆、ツルムラサキ、小豆、ヒマワリの種、ブラジルナッツ玄米、ゴマ
リン	mg	1000	333	85%は骨にあり歯や骨の材料となる。細胞内ではDNAやATPの構成元素、細胞膜の成分となる。	パルメザンチーズ、ウナギ、イワシ、カツオ、アマランサス、鮭、レバー、大豆、イカ
鉄	mg	9	3.0	赤血球に含まれるヘモグロビンの構成元素となって全身に酸素を運び、欠乏すると貧血になる。	レバー、アマランサス、レンズ豆、大豆、豆腐、菜花、小豆、牛肉赤身、小松菜、枝豆、エゴマの実、豆乳、イワシ、キヌア
亜鉛	mg	11	4	核酸の合成、細胞分裂、皮膚の発育を促進。味蕾を形成し味覚に関与。抗酸化ストレス作用もある。	牡蠣、牛肉、パルメザンチーズ、レバー、アマランサス、ウナギ、レンズ豆、豚肉、タコ、大豆、シラス、ヒヨコ豆、キヌア、カボチャの種、ゴマ、松の実、玄米
銅	mg	0.9	0.3	筋肉や肝臓に存在し赤血球の色素。フリーラジカル除去や骨や血管壁強化のコラーゲン生成酵素。	大豆、牡蠣、レンズ豆、アマランサス、タコ、ヒヨコ豆、エビ、枝豆、小豆、レバー、モロヘイヤ、豆腐、イカ、エゴマの実、ゴマ、ヘーゼルナッツ
マンガン	mg	4	1.3	マンガンは糖、脂質、タンパク質の代謝に関わる酵素を構成。活性酸素を抑制し細胞膜の酸化を防ぐ。	アマランサス、全粒粉、パイナップル、モロヘイヤ、キヌア、大豆、アシタバ、玄米、アオサ、豆腐、ヘーゼルナッツ、レンズ豆、枝豆、ルッコラ
ヨウ素	μg	130	43	甲状腺ホルモン合成に必要。特定の遺伝子発現の調整に働き、糖、脂質、タンパク質の代謝を促進。	昆布、ワカメ、タラ、アオサ、海苔、コンニャク、ウナギ、マグロ、牡蠣、牛乳、アサリ
セレン	μg	30	10	活性酸素を除去し、酸化ストレス障害を防ぎフリーラジカルを除去。甲状腺ホルモン活性化の酵素。	マグロ、カレイ、サバ、ブリ、シラス、アジ、カツオ、ウナギ、イカ、サンマ、タコ、レバー、レンズ豆、エビ、タラ、牡蠣、鶏ササ身、アサリ、卵
クロム	μg	10	3	インスリンと結合して糖代謝に関与。脂質やタンパク質の代謝にも影響し、遺伝子の発現を調整。	豆腐、アオサ、アマランサス、レバー、キヌア、サバ、ウナギ、サンマ、エビ、牡蠣、アサリ、ホタテ、蕎麦、大豆、春菊、小松菜、昆布
モリブデン	μg	30	10	肝臓や腎臓で酵素の働きを助け、酸化還元反応を高める。尿酸の代謝や鉄の利用効率を高める。	大豆製品、小豆、レンズ豆、ヒヨコ豆、オートミール、レバー、ケール、玄米、アマランサス、蕎麦、クレソン、ゴマ、モロヘイヤ、全粒粉、ニラ、キヌア

Message

現代社会では、栄養過多による肥満が社会的問題となっていますが、実はカロリー過多の栄養不良ともいえます。細胞再生に不可欠な栄養を摂らないで、主食の重ね食べやジャンクフードなどから、お腹を満たすためにカロリー(糖質、脂質)だけを摂っている人は少なくありません。体は、あるところまでは調整しようと頑張りますが、持ち主のあなたがサイン(だるさ、気力低下、肌トラブル、体重変化、血液検査異常など)に気づいてあげなければ、古びたゴムのように元に戻らなくなってしまいます。それが病気です。隅々の細胞まで酸素と栄養を素早く届けるためには、血液をキレイに保つことが大切です。

「美味しいダイエット革命」の基準栄養素量（ビタミン）

1日当りの栄養素量	単位	1日分	1食分	作　用	100g中の多く含まれる食品
A（レチノール当量）	μg	900	300	目や皮膚の粘膜を再生し健康に保つ。がんの抑制に働く。Bカロテンは抗酸化作用がある。	レバー、ウナギ、モロヘイヤ、人参、アシタバ、春菊、カボチャ、ルッコラ、ニラ、大葉、バジル、小松菜、ツルムラサキ、ケール、クレソン、菜花
D	μg	8.5	2.8	腸からのカルシウムの吸収を助け、骨と歯の発育に関与。	シラス、鮭、ウナギ、サンマ、カレイ、イワシ、アジ、ブリ、サワラ、サバ、マグロ、カツオ、卵、ツナ、舞茸
E（αトコフェロール）	mg	7	2.3	過酸化脂質の生成を抑制し、抗酸化作用がある。肌の老化を抑え皮膚のシミも予防。	モロヘイヤ、ヒマワリ油、カボチャ、ウナギ、赤パプリカ、アーモンド、サフラワー油、米ぬか油、アボカド、卵、ブロッコリー、菜花、ヘーゼルナッツ
K	μg	150	50	血液凝固に関与したり、骨の形成を促進させる。ワーファリンを服用中は、控える必要がある。	モロヘイヤ、アシタバ、ツルムラサキ、カブの葉、納豆、菜花、春菊、ブロッコリー、ケール、ルッコラ、小松菜、クレソン、ニラ
B_1	mg	1.4	0.5	糖代謝に重要な補酵素。不足すると心臓や神経に異常が起き、浮腫みの原因にもなる。	豚肉、ウナギ、大豆、レンズ豆、ヒマワリの実、鮭、枝豆、キヌア、ブリ、小豆、蕎麦、玄米、全粒粉
B_2	mg	1.6	0.5	脂質代謝に重要な補酵素。発育促進や皮膚、髪、爪などの細胞再生に関与。視力にも影響。	レバー、ウナギ、魚肉ソーセージ、モロヘイヤ、シラス、ブリ、イワシ、サワラ、カレイ、パルメザンチーズ、サバ、牛乳、菜花、納豆、サンマ
ナイアシン	mg	15	5.0	糖質、脂質、タンパク質の代謝に関与し、エネルギー産生に不可欠。欠乏すると皮膚炎や下痢。	カツオ、鶏ササ身、サバ、鶏ムネ肉、マグロ、ブリ、サワラ、ツナ、豚赤身肉、イワシ、鮭、サンマ、シラス、レバー、牛赤身肉、アジ、ヒラタケ
B_6	mg	1.4	0.5	アミノ酸代謝に関与し、神経伝達物質やステロイド、タンパクを合成。欠乏すると皮膚炎や口内炎。	マグロ、カツオ、鶏ササ身、サバ、鶏ムネ肉、イワシ、サンマ、鮭、シラス、ブリ、豚赤身肉、牛赤身肉、サワラ、バナナ、赤パプリカ、アサツキ
B_{12}	mg	2.4	0.8	アミノ酸代謝に関与し、骨髄、腸粘膜細胞、神経組織、赤血球やDNAを合成。	アサリ、サンマ、シラス、イワシ、サバ、牡蠣、カツオ、レバー、アジ、サワラ、イカ、鮭、ブリ、カレイ、タラ、海苔、マグロ、ウナギ、牛赤身肉
葉酸	mg	240	80	赤血球やDNA、タンパクを合成。ホモシステインからメチオニンへ変換し動脈硬化を予防。	菜花、枝豆、モロヘイヤ、ブロッコリー、アサツキ、春菊、アスパラガス、ヒヨコ豆、ルッコラ、クレソン、レバー、大豆、ケール、小松菜、キヌア、海苔
パントテン酸	mg	6	2	糖や脂質の代謝に関与。酵素反応に関与。タンパク質の多い食品をとっていれば欠乏しない。	レバー、鶏ササ身、モロヘイヤ、納豆、鶏ムネ肉、アボカド、ブロッコリー、カリフラワー、鮭、ウナギ、イワシ、ヒラタケ、牛赤身肉、サワラ、シラス、牛乳
ビオチン	mg	50	17	糖代謝の補酵素。皮膚や髪の健康に関与し、不足すると皮膚炎や抜け毛、白髪が増える。	レバー、カレイ、シラス、卵、大豆、モロヘイヤ、ブロッコリー、ヘーゼルナッツ、菜花、舞茸、キヌア、レンズ豆、アサリ、オートミール、ヒヨコ豆、納豆
C	mg	150	50	コラーゲンを合成し、血管や粘膜を強化。皮膚のメラニン色素生成を抑制。抗酸化作用。	赤パプリカ、ブロッコリー、菜花、カリフラワー、ケール、青ピーマン、柿、キウイフルーツ、ルッコラ、モロヘイヤ、イチゴ、オレンジ

参考：2020年食事摂取基準（厚生労働省）、日本食品標準成分表2020年版（八訂）文部科学省

栄養素が多く含まれる食材

食品名	目安とした重量(g)	脂質			食物繊維	ミネラル											ビタミン												
		n3系脂肪酸	n6系脂肪酸	n9系脂肪酸		カリウム	カルシウム	マグネシウム	リン	鉄	亜鉛	銅	マンガン	ヨウ素	セレン	クロム	モリブデン	A	D	E	K	B_1	B_2	ナイアシン	B_6	B_{12}	葉酸	パントテン酸	ビオチン	C
オートミール	50				◎			○	○	○							◎												○	
大麦	50				◎																									
玄米	50				○			○	○				○				○					○		○						
全粒粉	50				◎				○	○			◎				○					○		○						
蕎麦粉	50				○			○	○			○	○			○	○					○								
アマランサス	50				○			◎	◎	◎	○	○	◎			◎	○								○					
キヌア	50				○			○	○	○			○			○	○					○					○		○	
大豆	50		○	◎	◎	◎		◎	◎	◎		○	○			○	◎					◎			○		○		○	
小豆	50				◎	◎		○	○	○		○	○				◎					○								
ヒヨコ豆	50				◎	◎		○				○					◎					○			○		○		○	
レンズ豆	50				◎	○		○	○	◎	○	○	○		○		◎					○			○				○	
豆腐	200		○		○		○	◎	○	◎		○	○			◎	◎					○								
納豆	50				○			○		○		○	-				◎				◎		○					○		
豆乳	200							○		○			○				◎													
シラス干し	50								○						○									○		◎		○	○	
アジ	100	○							○						○				○					○	○	◎				
タイ	100	○				○			○					○	◎				◎	○		○		◎	○	◎		○		
カレイ	100								○						◎				◎				○	○		○			◎	
サワラ	100	○				○			○						-				○				○	○	○	◎		○		
ブリ	100	○							○						◎				○			○	○	○	○	○		○		
イワシ	100	○				○			◎	○					-				○				○	○	○	◎		○		
サバ	100	○							○						◎	○			○			○	○	○	○	◎				
サンマ	100	◎		○					○						○	○			◎				○	○	○	◎				
カツオ	100					○			◎	○					○				○					◎	○	◎				
マグロ赤身	100					○			○	○					◎				○					◎	◎	○				
マグロ脂身	100	◎		◎					○						◎				○					◎	◎	○				
サケ	100	○				○			◎										◎			○		○	○	◎				
エビ	100								○			○			○	○								○		○				
タコ	100							○				○			○											○				
イカ	100								◎			○			○									○		◎				
ツナフレーク水煮	100								○										○					○	○	○				
ウナギ蒲焼	100	○					○		◎		○			○	○	○		◎	◎	◎		◎	○	○		○		○	○	
魚肉ソーセージ	100						○		○													○	○	○						
アサリ	50							○		○					○	○										◎			○	
ホタテ	50															○										○				
牡蠣	50										◎	○			○	○										◎				
牛赤身肉	100			○					○	○	◎													○	○	○		○		
牛霜降り肉	100			◎							○													○		○				
鶏ササ身	100					○			○						○									◎	○			○		
鶏ムネ肉	100			◎					○						○									◎	○			○		
豚赤身肉	100								○		○											◎		○	○			○		
豚バラ肉	100		○	○					○													◎		○						
豚レバーペースト	100		○	○					◎	◎	○	○			○	○	○	◎				○	◎	○		◎	○	○	◎	
卵	60			◎											○				○	○										
牛乳	200						○		○														○					○		
パルメザンチーズ	50						◎		◎		◎												○			○				
カブの葉	100				○		○			○			○			○	○			○	◎						○			○
アシタバ	100				◎	○							○					○		○	◎						○			
クレソン	100				○		○										○				○						○			

食品名	目安とした重量(g)	脂質			食物繊維	ミネラル												ビタミン												
		n3系脂肪酸	n6系脂肪酸	n9系脂肪酸		カリウム	カルシウム	マグネシウム	リン	鉄	亜鉛	銅	マンガン	ヨウ素	セレン	クロム	モリブデン	A	D	E	K	B_1	B_2	ナイアシン	B_6	B_{12}	葉酸	パントテン酸	ビオチン	C
ケール	100				○	○	○						○				○			○	◎						○			○
サニーレタス	100				○	○				○											○						○			
小松菜	100				○	○	○			○						○	○	○			◎						○			
春菊	100				○	○	○			○						○	○	○			◎						○			
ヨモギ	100				○	○	○			○		○	○					○		○	◎	○	○				◎			
モロヘイヤ	100				◎	○	○	○				○	○			○	○	◎		◎	◎	○	○		○		◎	○	○	○
ツルムラサキ	100				○		○	○										○			◎						○			
菜花	100				◎		○			◎										○	◎	○	○		○		◎		○	◎
ルッコラ	100				○	○	○	○		○			○					○			◎						○			○
ニラ	100				○	○											○	○		○	○						○			
アサツキ	100				○																○	○			○		◎			
カボチャ	100				○	○												○		◎										
ブロッコリー	100				◎	○											○			○	◎	○			○		◎	○	○	◎
カリフラワー	100				○	○																					○	○		○
アスパラガス	100				○																						○			
オクラ	100				○			○					○								○						○			
アボカド	100				◎	◎														○					○		○	○		
赤パプリカ	100				○															◎					○					◎
青ピーマン	100				○																									○
枝豆	100				◎	○		○	○	○		○	○									○					◎			
人参	100				○													◎												
ゴボウ	100				◎			○																						
タケノコ	100				○	○							○																	
アオサ	5				○			◎					○	○		◎														
昆布	5				○	○								◎		○														
焼き海苔	5				○									○			○									○	○			
カットワカメ	5				○									◎							○									
ヒラタケ	50				○																	○		○				○		
舞茸	50				○														○					○					○	
アーモンド	15				○			○												◎										
クルミ	15	○	◎										○																	
ヘーゼルナッツ	15			○								○	○							○									○	
カボチャの種	15		◎	○				○	○				○			○														
ヒマワリの実	15		○					○	○			○			○							○							○	
エゴマの実	15	◎			○					○		○	○																	
ゴマ	15		○	◎	○		○	○		○		○					○													
イチゴ	100																										○			○
柿	100				○								○																	○
キウイフルーツ	100				○																									○
パイナップル	100												○																	
マンゴー	100																										○			
オリーブ油	15			○																										
アマニ油	15	◎																												
エゴマ油	15	◎																												
米ぬか油	15		○																	◎										
ゴマ油	15		◎																											
サフラワー油	15			○																◎										
ナタネ油	15	○		○																										

2.糖質を摂るならば…

糖質の主な供給源は、(1)主食(2)甘味料(3)飲み物(4)おやつ・スィーツです。糖質は1gで4kcalです。1食当たりの糖質量は60～70g(240～280kcal)程度を目標量とし、砂糖の使用は控えます。野菜や果物にも糖質は含まれていますので、主食からの摂取量は40～50g(160～200kcal)を目安にし、その他からは20g程度にとどめます。原材料として主食に用いる穀物では、調理前の原材料で50g程度になります。

糖質は即効性のあるエネルギー源なので、脳の働きや各臓器、筋肉運動には不可欠です。しかし一方で、異性化糖(果糖ブドウ糖液糖)や砂糖、精製小麦粉、精製白米など、消化がよく吸収が速いものは、食後の血糖値が急激に上昇し、それによってインスリンが多量に分泌され、そのインスリンは体内で脂肪を合成します。インスリンには二面性があり、細胞に糖を取り込む仕事をする裏で脂肪の合成にも働くので、体脂肪を落としたいときは、食後の血糖値上昇を緩やかにし、インスリンの分泌量を抑える作用がある、未精製穀物や低カロリー甘味料を選ぶほうが良いのです。

糖質を摂るのであれば、何をどれくらい選び、何を避けるべき？

(1) 主食は、何を選べば良いの？

白米や白いパン、うどんなどの精製穀物より、玄米や雑穀、全粒粉パン、蕎麦などの未精製穀物を選びます。未精製穀物には、糖質を代謝するためのビタミンB_1、カリウム・マグネシウムが精製穀物の数倍も含まれ、消化を遅らせる食物繊維も豊富。主食は玄米や雑穀を混ぜたご飯、全粒粉を含んだパンや麺を選ぶことで、自然にサプリメントも一緒に摂っていることになります。しかし、胃腸の機能が低下していたり、貧血の症状があったりする場合は、消化の良い精製白米や精製小麦粉のほうが良いでしょう。

主食は何をどれくらい食べたら良いの？そんなに少ないと力も出ないし仕事ができない…。

しかし、毎日の糖質補給源となる主食の「種類」と「量」を決めることはダイエットの基本です。右表を参考に、1食200kcal程度になるように主食を選び、毎食一定量を守りましょう。

50g当りの栄養価	エネルギー kcal	糖質 g	ビタミンB_1 mg	カリウム mg	マグネシウム mg	亜鉛 mg	食物繊維 g
精製白米	179	38.5	0.04	45	12	0.7	0.3
玄米	177	35.7	0.21	120	55	0.9	1.5
大麦（押し麦）	173	33.1	0.06	110	20	0.6	6.1
蕎麦の実	182	35	0.21	200	75	0.7	1.9
キヌア	180	31.4	0.23	290	90	1.4	3.1
もち粟	107	21.9	0.04	31	6	0.6	0.8
アマランサス	179	28.8	0.02	300	140	2.9	3.7
コーンミール	182	32.2	0.08	110	5	0.7	4.0
精製小麦粉	184	36.6	0.06	55	6	0.2	1.3
全粒小麦粉	164	28.5	0.17	170	70	1.5	5.6
ライ麦粉	167	28.7	0.24	200	50	1.8	6.7
蕎麦粉	181	32.6	0.23	210	95	1.2	2.2
オートミール	190	29.9	0.10	130	50	1.1	4.7

＜表3＞ 糖質50g当りの主食の栄養価

① 200kcalご飯のいろいろ

1食のご飯の量は、炊き上がり重量120g。これは小さめのお茶碗軽く1杯の量です。玄米や雑穀入りのご飯は消化吸収に時間がかかり、噛み応えがある(満足感が持続する)食べ物です。玄米やもち麦は白米と半々にすれば、炊飯器の普通モードで炊くことができ、品種は「ひとめぼれ」がお薦めです。雑穀は白米に20〜25%を混ぜると良いでしょう。水分の多いお茶漬けや雑炊、お粥はエネルギー密度が低くカサが多い(満腹感が得られる)食べ物です。

ご飯を以下レシピの10倍量で炊き、10個に分けて、ラップに包んで冷凍しておくと便利です。食べるときに、電子レンジでチンすれば、美味しい炊き立てのご飯が召し上がれます。自宅で食べる毎日のご飯は、玄米やもち麦、雑穀を混ぜたご飯にし、白いご飯は外食だけにしましょう。

ご飯のレシピ

●玄米ご飯
玄米…………27g
白米…………27g
水……………65g

●もち麦ご飯
白米…………27g
もち麦………27g
水……………65g

●雑穀ご飯
白米…………40g
雑穀…………15g
水……………65g

自宅で白米を炊くときは、枝豆やトウモロコシを混ぜたり、ゴボウ・タケノコ・レンコン・コンニャク、ワカメなど、食物繊維の多い食品と炊き込みご飯にすると消化吸収を遅らすことができます。サンマの代わりに、ツナや鮭、鶏肉を使っても美味しくできます。

●枝豆ご飯
白米…………40g
枝豆…………20g
水……………65g

●トウモロコシご飯
白米…………40g
トウモロコシ…20g
水……………65g

●サンマご飯
白米……………………40g
サンマ缶(味付)……20g
ささがきゴボウ……20g
乾燥米ひじき………1g
千切り生姜…………1g
水……………………48g
三つ葉………………10g

お粥、お茶漬け、雑炊なら約300gまで食べられます。

●梅の玄米粥
玄米………27g
白米………27g
水…………240g
梅干1個…2g
白ゴマ……小さじ1
大葉………適宜
刻み海苔…適宜

●鮭茶漬け(応用)
もち麦ご飯…120g
焼き鮭………30g
白ゴマ………小さじ1
三つ葉………8g
ワサビ………適宜
お茶…………140g

●キノコのリゾット(応用)
玄米ご飯……………120g
ポルチーニ茸(乾燥)…3g
マッシュルーム……15g
シメジ………………15g
コンソメスープ……140g
パルメザンチーズ(粉)…大さじ1
黒胡椒………………適宜

② 200kcalパンのいろいろ

1食分のパンの量は、焼きあがり重量70～80g。食パンなら1枚(5枚切り)の量ですが全粒粉や玄米粉を使用することで、消化吸収に時間がかかり、噛み応えがある(満足感が持続する)食べ物となるので、手作りパンをお薦めします。パン生地は10倍の材料で作り、焼き上がったら冷まして冷凍しておくと便利です。自然解凍で良いのですが、トースターで焼くと美味しくなります。

※私が考案したパンやお菓子には、低カロリー＝Low Calorie、低糖質＝Low Carbohydrateをかけた「LOCA:ロカ」という造語をレシピ名につけています。

パンのレシピ

●LOCAパン※

全粒粉…………25g
大豆粉…………10g
玄米粉…………10g
グルテン粉………3g
塩………………0.4g
ドライイースト…1g
無糖ヨーグルト…1g
ぬるま湯…45～55g
オリーブ油……1.5g

●全粒粉パン

全粒粉…………25g
強力粉…………20g
グルテン粉………3g
塩………………0.4g
ドライイースト…1g
無糖ヨーグルト…1g
ぬるま湯…40～45g
お湯10gでふやかした
胚芽(ロースト)…3g
オリーブ油……1.5g

●ライ麦パン

ライ麦粉………25g
全粒粉…………25g
グルテン粉………3g
塩………………0.4g
ドライイースト…1g
無糖ヨーグルト…1g
ぬるま湯…40～45g
オリーブ油……1.5g

①10倍の材料で作ります。粉類と塩をボールに合わせ、ドライイーストと無糖ヨーグルト、ぬるま湯を加え混ぜ、よくこねます(胚芽はお湯でふやかします)

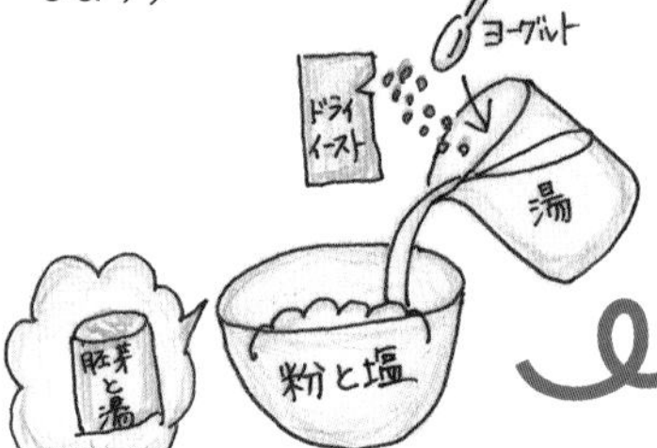

②表面が滑らかになったらオリーブ油を加えてさらに5分こねます

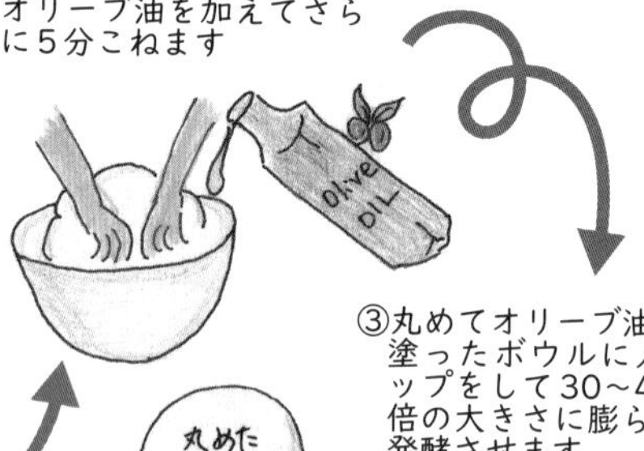

③丸めてオリーブ油を薄く塗ったボウルに入れ、ラップをして30～40分、2倍の大きさに膨らむまで発酵させます

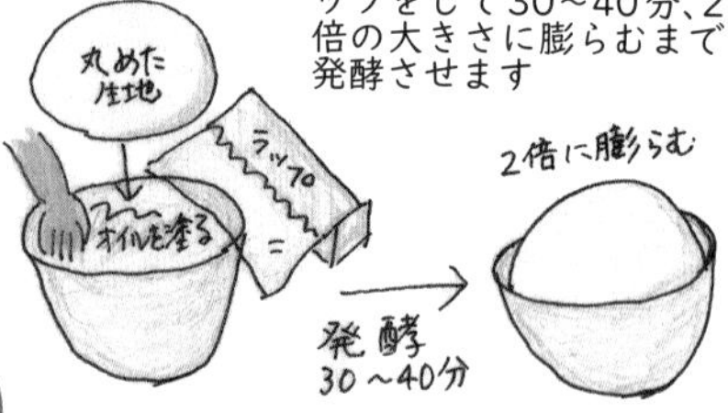

④10等分して丸め、好みの形に成型します

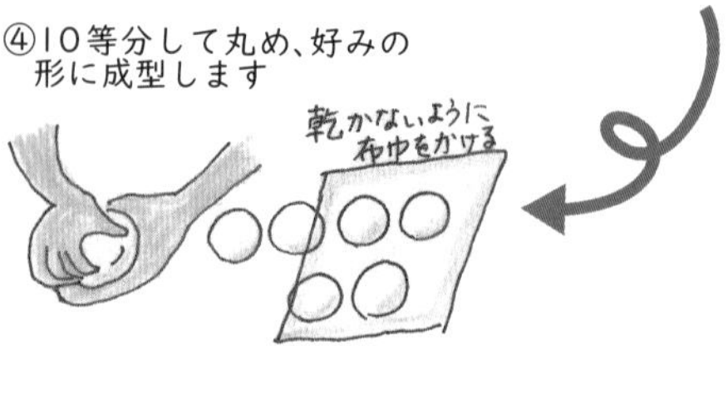

⑤乾かないように固く絞った布巾をかけて20～30分発酵させたら、200℃のオーブンで15～20分焼きます

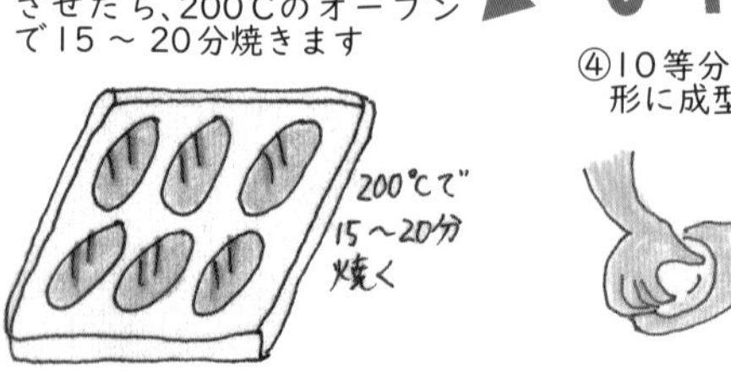

③ 200kcal麺のいろいろ

1食分の麺の量は、ゆで麺で150g、生麺で80g、乾麺で60gです。市販のうどんや蕎麦なら半玉で、この量になります。そして、精製粉を使った、うどん・中華麺・フォー・パスタよりも、栄養面に優れている未精製粉を使った、蕎麦や玄米粉麺、全粒粉麺を選びましょう。また、インスタント麺は、ノンフライ麺を。ゆで麺や生麺より、乾麺のほうが消化吸収に時間がかかり、噛み応えがある(満足感が持続する)食べ物なので、ダイエット中は、少し硬めにゆでた乾麺がお薦めです。パスタには、可愛い形のいろいろな種類があって、食事が楽しくなります。乾燥パスタを固めにゆでて、サラダやスープに入れたり、野菜の具だくさんソースをたっぷりかけたりすればエネルギー密度が低い(満腹感が得られる)食べ物になります。

パスタのいろいろ

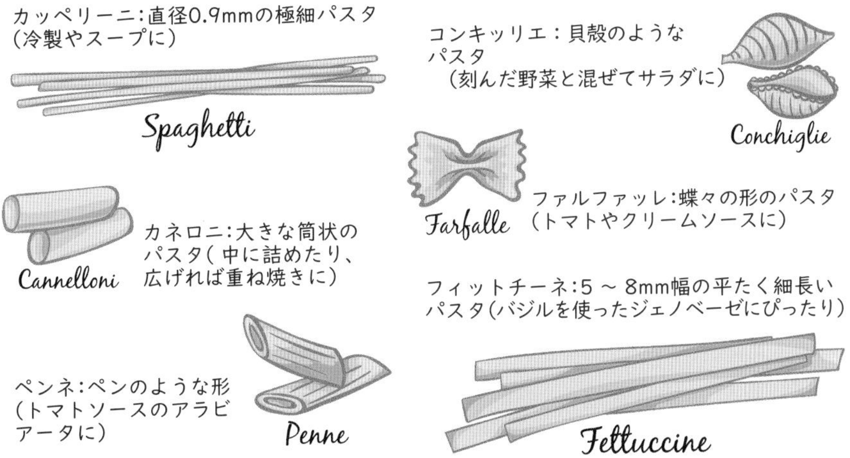

④ 200kcalシリアルのいろいろ

シリアルは、砂糖を使っていないオートミールや玄米フレーク、グラノーラを40g。ヨーグルトやフルーツを入れるのであれば、シリアル30gに、ヨーグルト大さじ3杯(50g)または無脂肪牛乳150mLとフルーツ50gを合わせます。

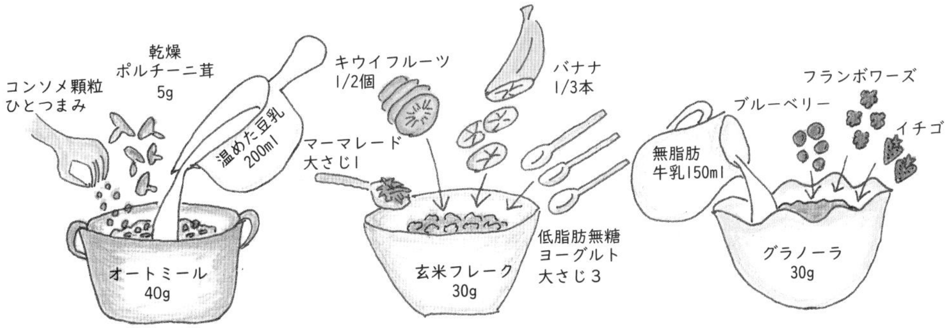

（2）甘味料は、何を選べば良いの？

砂糖よりも、カボチャやサツマイモ、果物などの自然の甘みを利用したほうが良いのですが、カロリーや糖質を控えなければならないダイエット時は、体内にブドウ糖として吸収されにくい甘味料が良いでしょう。調味料として使うなら、本書のレシピにも使用している低カロリーで糖アルコールの甘味料“マルチトール”をお薦めします。これは“タピオカ”が原材料で、脂肪肝を改善するという研究報告があります。また、非糖質系の天然甘味料である“甘草”には、がんの予防効果があるといわれています。

すべての“甘味料”には、脳の神経伝達物質であるエンドルフィンの快楽中枢に働きかける作用があり、それは麻薬と同じような作用で、中毒性や常習性があるといわれています。毎日決まった時間に甘いものを食べていると、なかなかやめられなくなります。「砂糖はそんなに甘くない」ので、食べるならときどきにして、常習化しないように気をつけましょう。やめられなくなってから断ち切るのは、禁煙と同じく、つらく難しいことです。

甘味料の種類

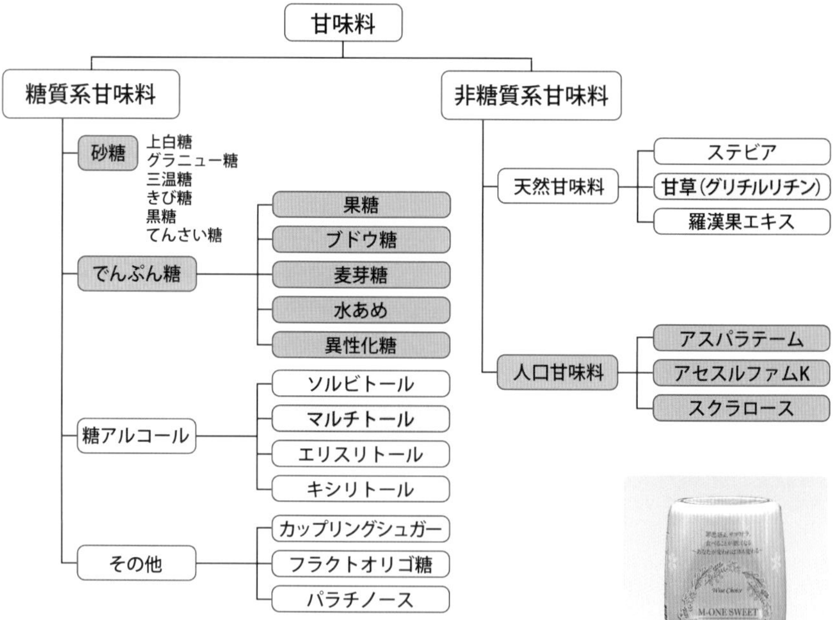

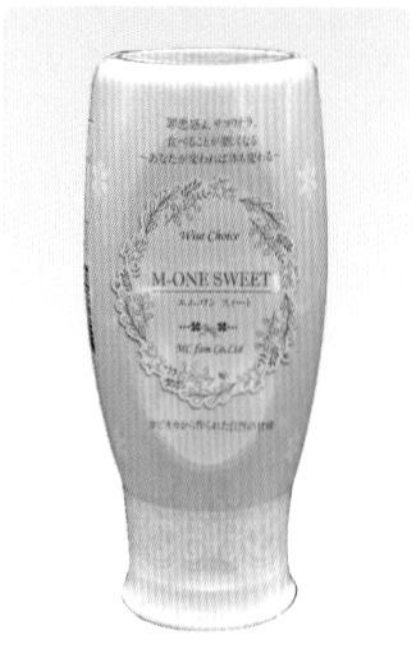

M-ONE SWEET

（3）飲み物は、何を選べば良いの？

① 甘～いけど、怖～い、ジュース

体重を減らせない、もっとも多い原因は、清涼飲料とおやつです。甘い糖分の入った飲み物を常に持ち歩いて、ちょこちょこ飲んだり、チョコ１つ、飴１つ、クッキー１つとダラダラ甘いお菓子を食べると、常時血糖値が下がらないため、脂肪の燃焼モードになりません。また、インスリンが常時分泌されることで脂肪の合成を促進します。この状態を放置すると、減量できないだけでなく、高血糖状態となって糖尿病を発症したり、肝臓で中性脂肪がたくさん合成されて、高中性脂肪血症や脂肪肝になったりと、不利益しかありません。

ダイエット中に一番飲んではいけないものは、異性化糖“果糖ブドウ糖液糖（コーンシロップ）”を含んでいる清涼飲料です。１本500mL当たりで、40～50gの糖分を含み、血糖値、中性脂肪値を上げ、脂肪肝の原因にもなります。

「無糖」「ノンシュガー」「糖質ゼロ」とは、100g（100mL）当たり糖分が0.5g未満のものをいいます。「砂糖不使用」は砂糖を使っていないだけで、「ブドウ糖」「果糖ブドウ糖液」は使っている可能性があるので、注意が必要です。飲み物を購入するときは、必ず食品表示を見て、糖質（炭水化物）の量と原材料名を確認し、極力“糖質0”を選びましょう。

果汁100％や野菜ジュースでも糖質が高いものもあります。「近頃、野菜不足で…」とか「果物を食べない代わりに…」と飲んでいて、血糖値の上昇や体重が減らない原因になっている人をよく見かけます。飲み過ぎに注意し、手作りジュースで楽しむのもよいと思います。

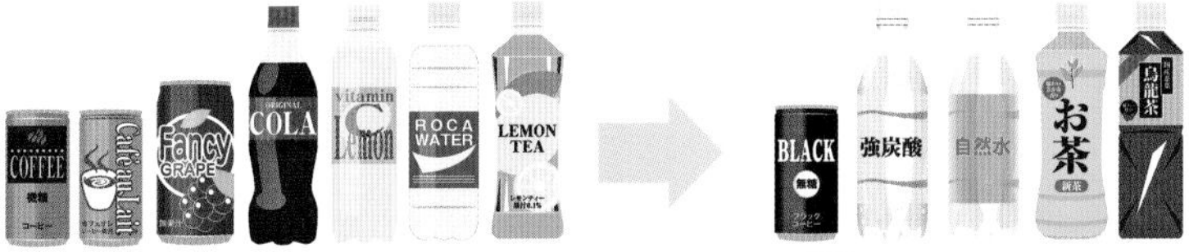

× 加糖飲料

○ 無糖飲料、水、お茶

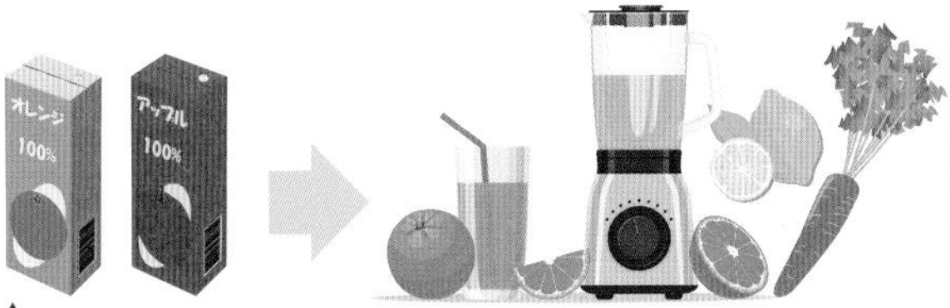

△ 果汁100％ジュース

○ 美味しい手作りジュース スムージー

人参	60g
オレンジ	60g
マンゴー	30g
レモン	10g
水	150mL

人参	60g
ミックスベリー	60g
イチゴ	20g
レモン	10g
ヨーグルト	30g
水	150mL

ルッコラ	60g
パイン	60g
リンゴ	60g
水	120mL

ケール	60g
キウイフルーツ	80g
バナナ	40g
水	120mL

※旬の美味しい野菜や果物をカットして１回分ずつ冷凍しておくと便利です。

② 香りを楽しむ紅茶ダイエットのススメ

私の栄養外来では、どうしても甘い飲み物や甘いお菓子がやめられない人に、紅茶の香りを楽しむアロマ・紅茶ダイエットをお薦めしています。美食の国フランスには、美味しいフレーバーティーをはじめ、心身に効果のあるハーブティーなど、目的に合わせたブレンド茶葉がたくさんあります。

南仏のリルシュル・ラ・ソギュにあるハーブティー専門店“Florel en Provence”のパッケージの可愛さにはときめきます。ヴァンスにあるcofféaには、さすがはフランス！といえる、癒される香りの紅茶がたくさんあります。お気に入りの紅茶と目的別にブレンドしたハーブティーで、ワンランク上の優雅な紅茶ダイエットはいかがでしょうか。

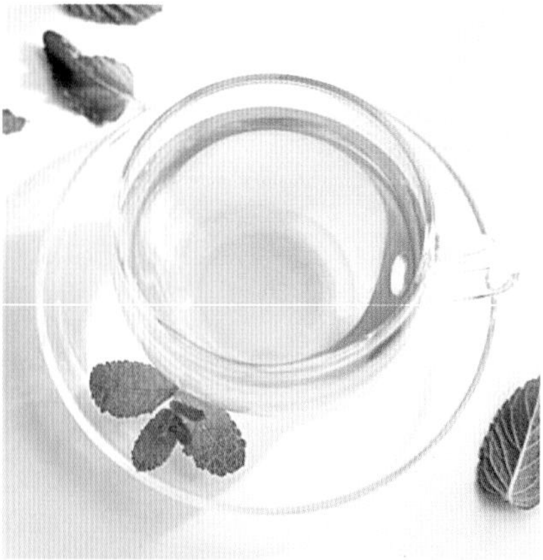

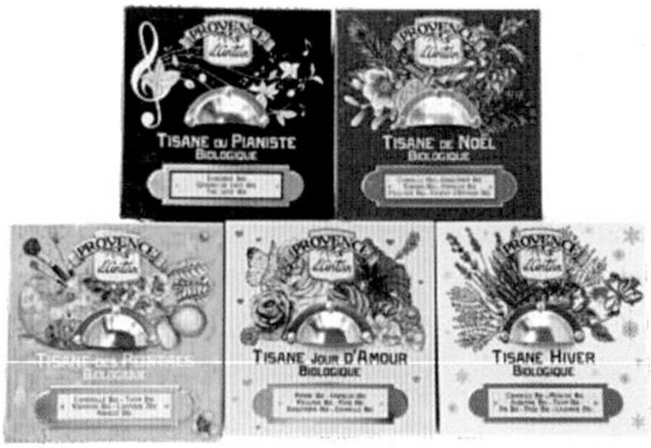

朝起きたときは、Florel en Provenceのコーヒー風味の紅茶やミントティーがお薦めです。ミントは頭をスッキリとさせてくれます。

フルーツフレーバーティでは、アプリコット（杏）、アップル（林檎）、ピーチ（桃）、ペア（洋梨）の紅茶がお薦めです。フルーティな香りの余韻に心が癒されるので、ストレスで甘い物を食べてしまうという方にぴったりです。

休憩に一息入れたいときには、Florel en Provenceのオレンジ・アプリコットティーを。甘酸っぱいフルーティな香りが、食べたい気持ちを落ち着かせてくれます。

フレッシュ（生）フルーツティーに、もっとも合うのが、cofféaのCOMME UN BONBON。リンゴ、ラズベリー、ブラックカーラント、ブルーベリーなどのドライフルーツがいっぱい入った紅茶です。透明のガラスポットにイチゴやメロン、マンゴー、キウイフルーツ、オレンジ、ブルーベリー、ラズベリーなど、好きな生フルーツをいっぱい入れて、アフタヌーンティーを楽しんでください。

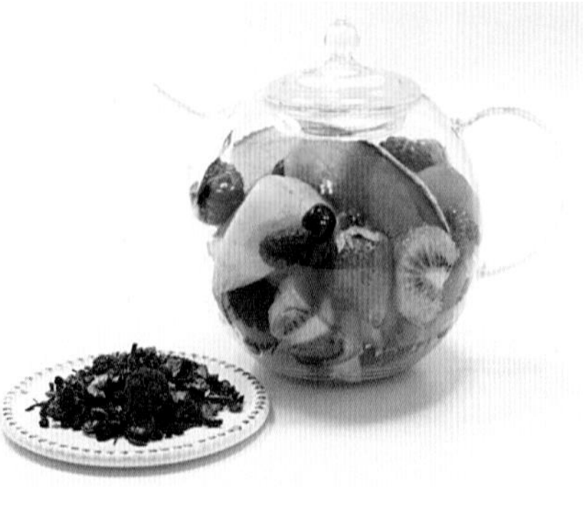

～目的に合わせたブレンド茶～

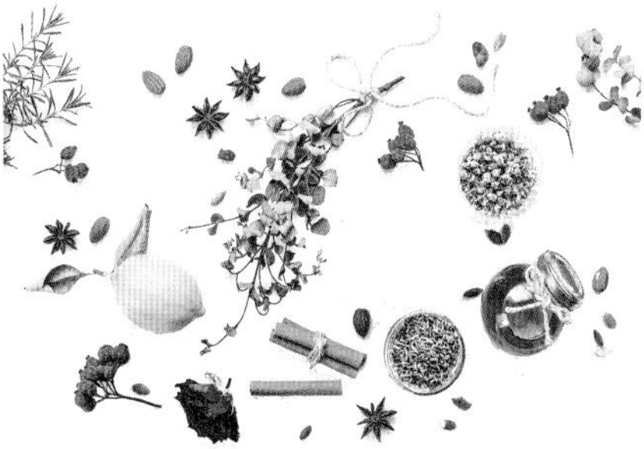

（　）は、1種類当たりの1回の使用量なので、何種類かをブレンドする場合には、各種類の量を減らしたり、グリーンティーやブラックティーと混ぜたり、お好みに調整してください。

①活力を与え前向きに
スペアミント（小さじ2）：甘くて清涼感のある香りが前向きな気持ちにさせてくれる
ディル（小さじ1）　：気持ちを落ち着かせ、胃腸の調子を整える

②便秘が気になる
ダンディーライオン（小さじ1）：タンポポのこと。緩下作用があり、肝臓強化や胆汁分泌を促進

③むくみが気になる
ハイビスカス（小さじ1）　：利尿作用
エルダーフラワー（小さじ2）：利尿作用、発汗、風邪の症状を緩和
チコリ（小さじ1）　：利尿作用があり、老廃物をデトックスしてくれる

④冷え性対策に
ジンジャー（小さじ1）　：血行を促進し、体を温めてくれる
シナモン（スティック1/3）：血行促進作用がある
ローズマリー（小さじ1）　：血行促進
柚子（大さじ1）　：血行促進、発汗作用

⑤美肌づくり
ローズヒップ（小さじ2）：ビタミンCに富み、シミ・ソバカスを予防
ローズ（小さじ1）　：イライラを鎮め、優雅な香りで前向きな気持ちに
キク（小さじ1）　：ニキビや湿疹の予防、消炎・鎮痛、血圧降下作用がある

⑥咳、風邪予防に
コモンマロウ（花8個）　：のどの痛みをやわらげる
レモングラス（大さじ1）：抗菌作用があり、リフレッシュできるさわやかな香り
エキナセア（小さじ1）　：抗菌・抗ウイルス作用・抗真菌があり、のどの痛みをやわらげる
リコリス（小さじ1）　：和名では甘草。甘味があり、呼吸器系の炎症をやわらげる

⑦質の高い睡眠を
ベルベーヌ（大さじ1）：レモンの香りで鎮静、フランスではイブニングティーとして愛飲
カモミール（小さじ1）：ストレス性の下痢を鎮め消化を助け、安心感とやすらかな眠り
ジャスミン（小さじ2）：クレオパトラも愛飲したといわれ、幸福感のある眠りを誘う
オレンジフラワー（小さじ1）：ストレスからくる胃腸炎や不眠をやわらげ、気持ちを楽に

(4) おやつは、何を選べば良いの?

おやつは100kcal以内とし、食べたら100kcal運動で消費することが、やせるための条件です。おやつに関しては**“食べた分だけ、今日のうちに動いて消費”**を基本にします。

もしもおやつを選ぶとしたら…

食べないほうが良いことは分かっていても、一切お菓子を食べないようにすることは難しいでしょう。ダイエット中は、いただき物にも要注意です。食べたいわけでもないのに義理で食べて、罪悪感にかられて、減量できないくらいなら“今ダイエットしているから、ごめんなさい。お気持ちだけいただきます。”と勇気をもって、一度はきっぱり断るべきです。意外に気まずくはならず、次からもらうことがなくなるでしょう。
どうしても食べたくなったら…少しだけ。
ナッツはひと握り15gまで、ドライフルーツは砂糖や油でコーティングしていないもの、おかきは揚げていないものを選びましょう。

<甘いもの、塩味のもの、おやつ>

焼き昆布

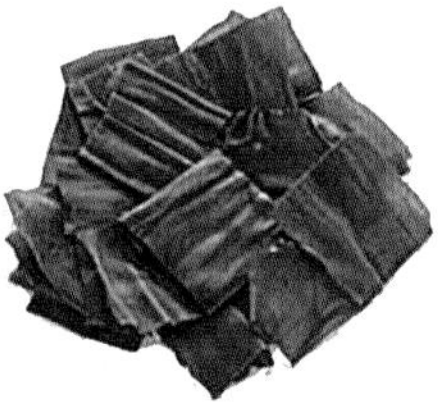

あたりめ

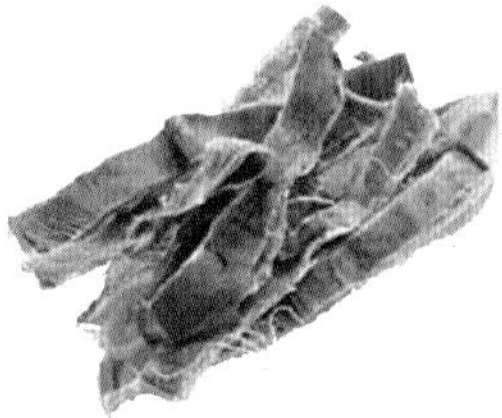

素焼きアーモンド

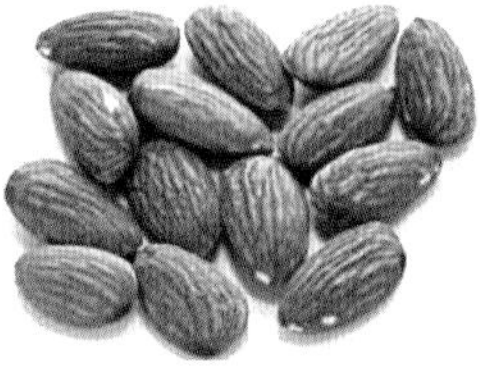

おかき

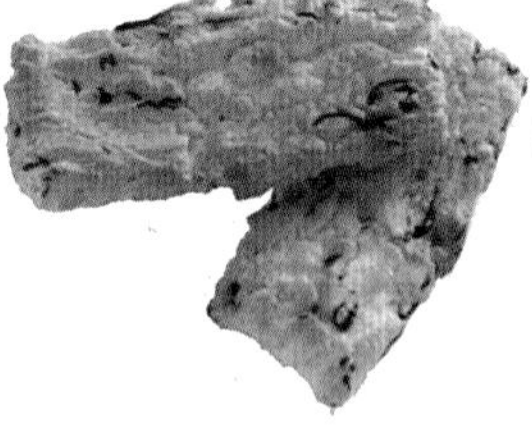

ドライフルーツ

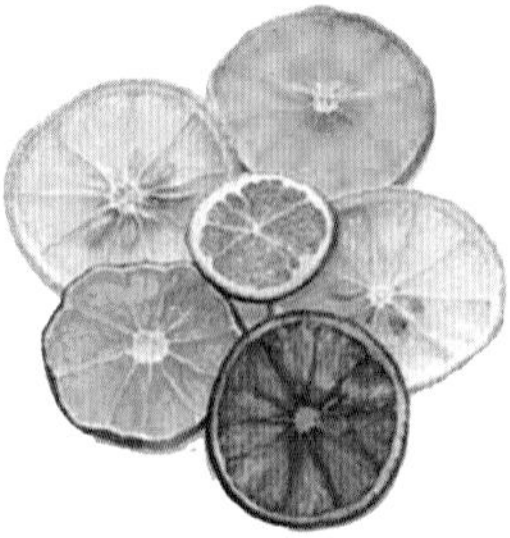

こんにゃくゼリー

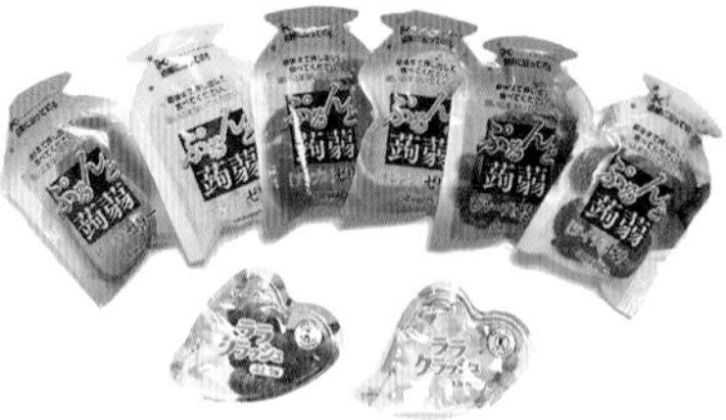

（5）体に優しいLOCAおやつレシピ

手作りの低カロリー・低糖質のスィーツサプリ

市販では、なかなかダイエット用の美味しいお菓子がありません。見つかったとしても、マーガリンやショートニングなど体に良くない油を使っていたり、添加物が入っていたり。ここでは低カロリー・低糖質だけでなく、日頃忙しくて、栄養バランスが整えられない人に、不足しがちな栄養素を補うスィーツサプリとして、お薦めレシピを紹介します。

本書のレシピは、甘いお菓子に欠かせない砂糖は控え、代替糖としてエムワンスィート（液体マルチトール）を使っています。ただし、卵白で作るメレンゲには泡立てに必要な最少量のグラニュー糖を使用しています。

～もしも、お菓子を作るとしたら　1食当りの七か条～

＜基本条件＞

①100kcal以内の低カロリー

②甘さは、砂糖（ショ糖）・果糖ブドウ糖液糖（異性化糖）以外の代替糖

③糖質は、未精製穀物や野菜、果物で、20g以内

④油脂は、不飽和脂肪酸の多い植物性油やナッツ、種実類で、10g以内

＜選択条件＞

⑤空気を多く含むもの（満腹感）
例えば…シフォンケーキ

⑥水分を多く含むもの（満腹感）
例えば…無糖コーヒーゼリー

⑦噛みごたえがあるもの（満足感）
例えば…ナッツドロップクッキー

LOCA「ロカ」お菓子のおすすめRecipe

このような条件を満たす、私が考案したお菓子やパンには、低カロリー＝Low Calorie、低糖質＝Low Carbohydrateをかけた「LOCA：ロカ」という造語をレシピ名につけています。この言葉が全国、全世界に拡散し、国民運動となり、企業は健康的なお菓子の製造・販売に注力し、消費者の皆様は正しい目で、体に良いお菓子を選ぶようになることを願ったネーミングです。

1.LOCA・シフォンケーキ（直径18cm　8カット分）

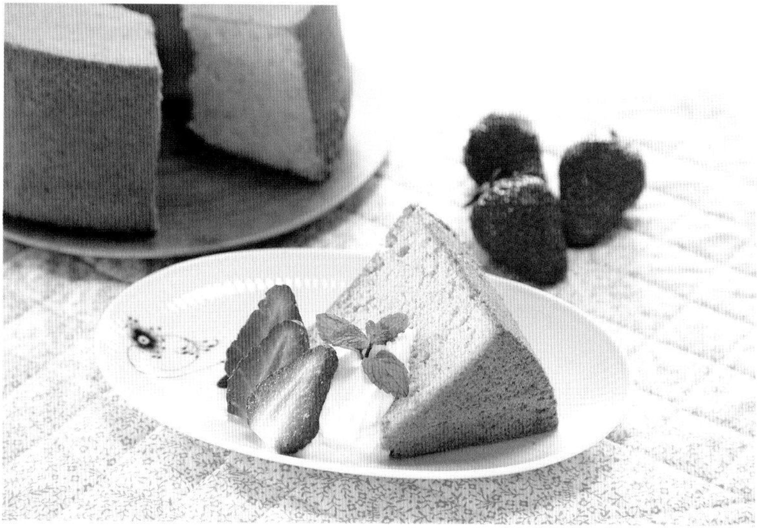

<材料>　1/8カット…176kcal　ホイップクリーム…92kcal

卵黄……………………4個分	薄力粉……………………30g	エムワンスィート……10g
エムワンスィート……80g	ベーキングパウダー…3g	バニラエッセンス……少々
豆乳……………………50g	卵白……………………4個分	ラム酒……………………少々
オリーブ油……………40g	グラニュー糖…………30g	季節のフルーツ………いろいろ
全粒粉…………………40g	バニラオイル…………少々	
大豆粉…………………30g	生クリーム……………160g	

<作り方>

①卵黄、エムワンスィート80gをボウルに入れ、白っぽくなるまで泡立て器でよく泡立てます。

②豆乳、オリーブ油を順に少しずつ入れながら手早く泡立て器で混ぜ、バニラオイルを入れ混ぜます。

③全粒粉、大豆粉、薄力粉、ベーキングパウダーを合わせて②にふるい入れ、さっくりと混ぜます。

④卵白を角が立つまで泡立て、グラニュー糖を2～3回に分けて加え、さらに泡立ててしっかりとしたメレンゲを作ります。

⑤③へ④のメレンゲを3回に分けて加え、泡を消さないように手早く切るように混ぜます。

⑥18cmのシフォン型に流し、生地の入った型を2～3回落として気泡をそろえ、170℃で30～40分焼きます。

⑦焼きあがったケーキは、すぐに逆さにして型のまま冷まし、ナイフで外します。

⑧ボールに生クリーム、エムワンスィート15g、バニラエッセンス、ラム酒を合わせて泡立ててホイップクリームを作ります。

⑨8等分に切り、真ん中に包丁を入れてホイップクリームと季節のフルーツを挟みます。

2. LOCA・ナッツドロップクッキー（12個分）

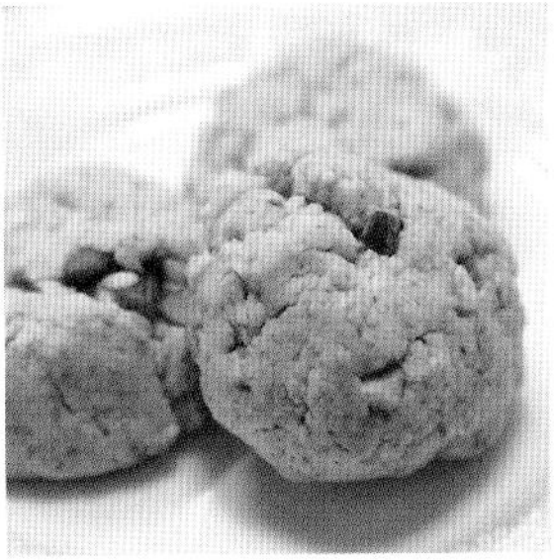

＜材料＞ 1コ当たり…69kcal

バター……………………20g
オリーブ油……………20g
エムワンスィート……50g
全卵Mサイズ………… 1個
全粒粉……………………60g
大豆粉……………………50g
ベーキングパウダー…小さじ1
マカダミアナッツ……20g
アーモンド……………25g
クルミ……………………25g
バニラオイル…………少々

＜作り方＞

①ナッツは粗く刻んでおきます。
②常温で軟らかくしたバターとオリーブ油を泡だて器でクリーム状になるまで混ぜ、エムワンスィートを加えよく混ぜます。
③卵を加えてさらによく混ぜ、バニラオイルを入れます。
④全粒粉と大豆粉とベーキングパウダーを合わせてふるい入れ、ゴムベラで粉っぽさがなくなるまでさっくり混ぜます。
⑤ナッツを入れて全体に混ぜ込み、ラップに包んで30分冷蔵庫で休ませます。
⑥12個に分けて丸く成形し、170℃のオーブンで15分焼きます。
⑦焼き上がったら、網にのせて冷まします。
※1個でも満足が得られるので、忙しい朝やお昼の非常食にもできます。
※大豆粉を20g減らし、粉チーズ20gやココア15g、抹茶15gで味を変えたり、チョコチップやドライフルーツを入れても美味しいです。

3. LOCA・キャロットマフィン（4個分）

＜材料＞ 1コ当たり…198kcal

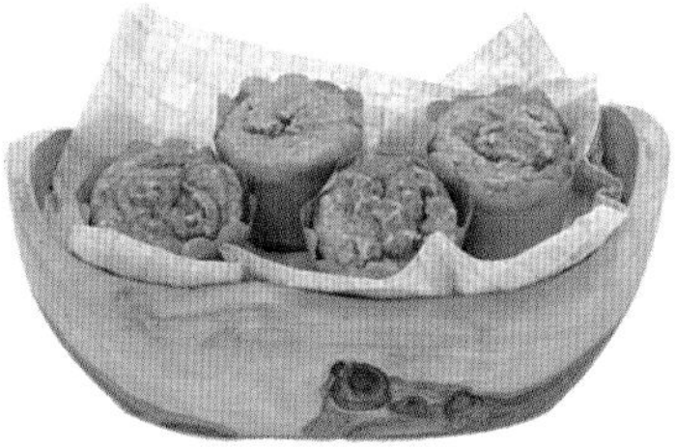

バター……………………10g
オリーブ油……………10g
エムワンスィート……50g
全卵Mサイズ………… 1個
すりおろした人参……80g
バニラオイル…………適宜
全粒粉……………………45g
アーモンドプードル…25g
ベーキングパウダー…小さじ1/2
刻んだクルミ…………10g
リンゴ………………… 80g
シナモン………………少々

＜作り方＞

①バターを常温で軟らかくしてボウルに入れ、オリーブ油を加えて泡立て器でクリーム状にし、エムワンスィートを入れ、白っぽくなるまで泡立てます。
②溶きほぐした卵を3回に分けて加えながら、さらに泡立て器で混ぜます。
③人参はすりおろして軽く水気を切り、②に混ぜます。
④全粒粉、アーモンドプードル、ベーキングパウダーをふるい入れてさっくりと混ぜ合わせ、細かく刻んだクルミも加え混ぜます。
⑤1cm角に切ったリンゴにシナモンをふります。
⑥④の生地をマフィン容器の1/3まで入れ、⑤のリンゴをのせて、残り2/3の生地を入れます。
⑦170℃のオーブンで20～25分焼きます。

4. LOCA・レアチーズケーキ（4個分）

＜材料＞ 1コ当たり…128kcal

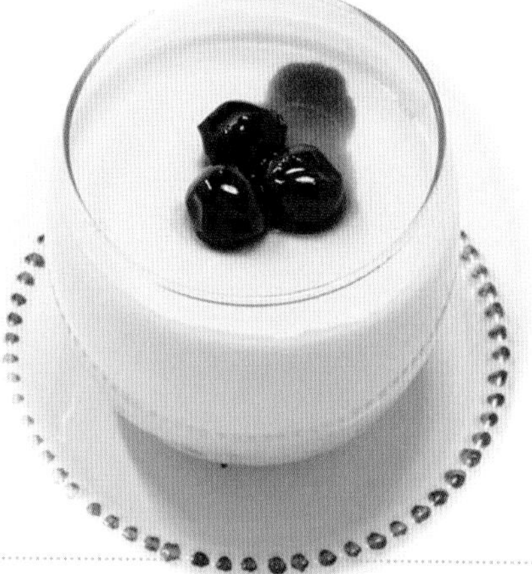

クリームチーズ……………50g
絹ごし豆腐…………………50g
エムワンスィート…………40g
プレーンヨーグルト………50g
レモン汁………20mL(1/2個分)
バニラエッセンス…………少々
粉ゼラチン…………………4 g
水……………………………大さじ1
豆乳…………………………100mL
グラノーラ…………………40g
瓶詰ダークチェリー………40g

＜作り方＞

①粉ゼラチンは大さじ1杯の水でふやかしておきます。
②クリームチーズと絹ごし豆腐を泡立て器で滑らかなクリーム状にし、エムワンスィート、プレーンヨーグルト、レモン汁、バニラエッセンスを加え、さらに混ぜます。
③温めた豆乳にふやかしておいたゼラチンを入れて溶かし②に混ぜ、とろみがついたら、グラノーラを敷いた容器に流して冷蔵庫で30分冷やし固めます。
④固まったら、ダークチェリーをのせます。
※ダークチェリーの代わりにブルーベリーでも良いです。

5. LOCA・コーヒーゼリー（4個分）

＜材料＞ 1コ当たり…43kcal

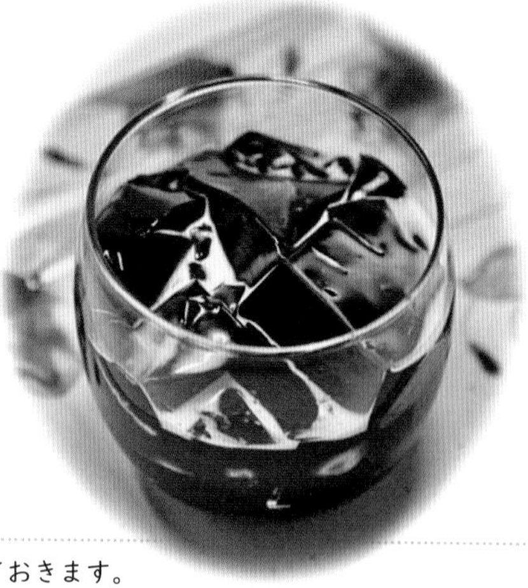

粉ゼラチン…………………5 g
水……………………………大さじ1
コーヒー……………………250mL
エムワンスィート…………30g
フレッシュクリーム………20mL
ミントの葉…………………適宜

＜作り方＞

①粉ゼラチンは大さじ1杯の水でふやかしておきます。
②鍋にコーヒー、エムワンスィートを入れて火にかけ、沸騰したら火を止めて①のふやかした粉ゼラチンを加えて溶かします。
③カップ4個に流し入れ、粗熱がとれたら冷蔵庫で冷やし固めます。
④固まったら仕上げにフレッシュクリームをかけ、ミントの葉を飾ります。

6. LOCA・杏仁豆腐（4個分）

＜材料＞ 1コ当たり…51kcal

粉寒天……………………… 2 g
水…………………………100mL
エムワンスィート…………30g
豆乳………………………200mL
アーモンドエッセンス………適宜
イチゴ……………………4個(80g)
キウイフルーツ…………… 1個(80g)
マンゴー……………………1/2個(80g)

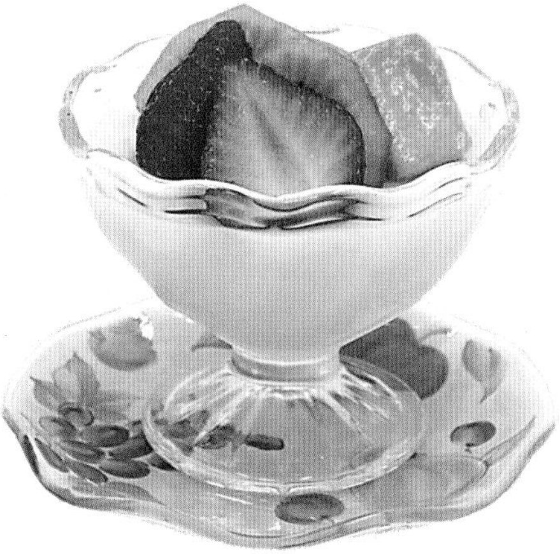

＜作り方＞

①鍋に粉寒天と水を合わせ混ぜて火にかけ、粉寒天が溶けたらエムワンスィート、豆乳を加えます。
②火からおろして粗熱を取り、アーモンドエッセンスを加えたら、100mLカップに4等分して冷蔵庫で冷やし、切ったフルーツをのせます。

7. LOCA・水ようかん（4個分）

＜材料＞ 1コ当たり…36kcal

こしあん粉(さらし粉)………40g
水…………………………100mL
粉寒天……………………… 2 g
水…………………………100mL
エムワンスィート…………40g

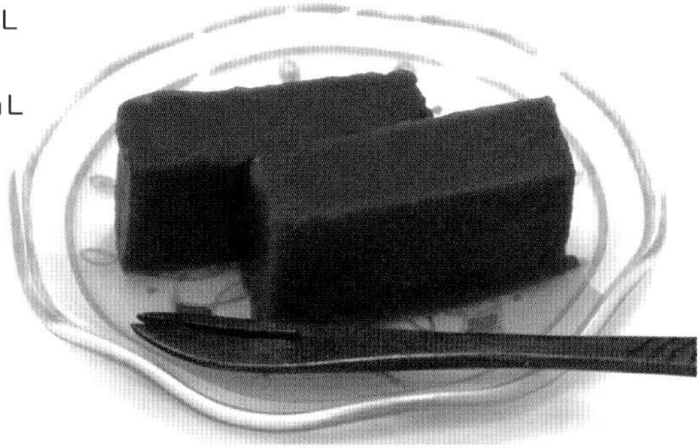

＜作り方＞

①こしあん粉と水120mLを鍋に入れて火にかけ、あん状になるまで混ぜます。
②粉寒天と水100mLを合わせ混ぜて火にかけ、粉寒天が溶けたらエムワンスィート、①のこしあんを入れて均一になるまで混ぜます。
③火からおろし、冷めてトロミがつくまで混ぜ続け、容器に流し入れて、冷蔵庫で冷やし固めます。

3.脂質を摂るならば…

脂質は1gで9kcalです。1食当たりの脂質量は15g(135kcal)程度を目標量とします。食用油では大さじ1杯強ですが、すべての食材に含まれる脂質の合計量なので、油脂を多く含んだ食材(霜降り肉や脂がのった魚、乳製品、ナッツ類、種実類など)を使った料理は、その素材が持つ油脂を利用し、調理油は減らしましょう。

脂質は1g当たりのカロリーが高く、“エネルギー密度が高い栄養素”です。体重のコントロールには、良い油でも、まずはカロリーとして“量”を控えることが大切です。しかし、脂質は細胞膜やホルモン合成に必要な栄養素なので、全く食べないのではなく、細胞再生に必要な良質の油を適量摂り、体に良くない油は摂らないようにしましょう。そのためにも、体に良い油と良くない油を見分ける知識が必要です。

脂質は、LDLコレステロール(悪玉)を下げる不飽和脂肪酸とLDLコレステロールを上昇させる飽和脂肪酸やトランス脂肪酸に大きく分かれます。

赤は控えるべき悪い油、黄は必要だけど摂り過ぎに注意すべき油、青は毎日少量(ティースプーン2杯)を摂ったほうが良い油です。

飽和脂肪酸は、主にエネルギー源となり、余れば、中性脂肪、皮下脂肪、LDLコレステロール(悪玉)の材料となります。飽和脂肪酸は、バラ肉(霜降り肉)、ベーコン、生クリームの他、アイスクリームやスナック菓子にも使われているヤシ油、パーム油に多く含まれています。体内でも作られる油脂なので、食べない努力が必要です。

不飽和脂肪酸は、一価不飽和脂肪酸と多価不飽和脂肪酸に分かれます。一価不飽和脂肪酸のうち、n-9系一価不飽和脂肪酸である自然植物由来のオレイン酸は、血中のコレステロールを下げ、熱に強く酸化しにくいという利点があり、オリーブ油やナタネ油、アボカド、ナッツ類に多く含まれます。一方、工業的に造られたトランス脂肪酸のエライジン酸は、マーガリンやショートニングに含まれ、それを材料に作った菓子パン、焼き菓子、チョコレート菓子などは、LDLコレステロール(悪玉)を上昇させるので、体に悪く、食べない努力が必要です。

多価不飽和脂肪酸は、n-6系とn-3系があり、いずれも体内では作れないので、食べ物から摂取しなければならない必須脂肪酸です。n-6系多価不飽和脂肪酸は、サフラワー油、大豆油、トウモロコシなどの種実類に含まれるリノール酸とレバーや落花生油に含まれるアラキドン酸があります。

n-3系多価不飽和脂肪酸は、エゴマ油やアマニ油やシソ油に多く含まれるαリノレン酸と青背の魚に含まれるエイコサペンタエン酸(EPA)、ドコサヘキサエン酸(DHA)があり、血液の凝固を防いだり、脳の働きをよくしたり、中性脂肪やLDLコレステロール(悪玉)、血圧を下げる働きがあるといわれ、食べる努力が必要です。しかし、酸化しやすいという性質があるため、高温を避け、開封後は早めに使い切ることをお薦めします。

脂肪酸の種類と多く含まれる油脂類

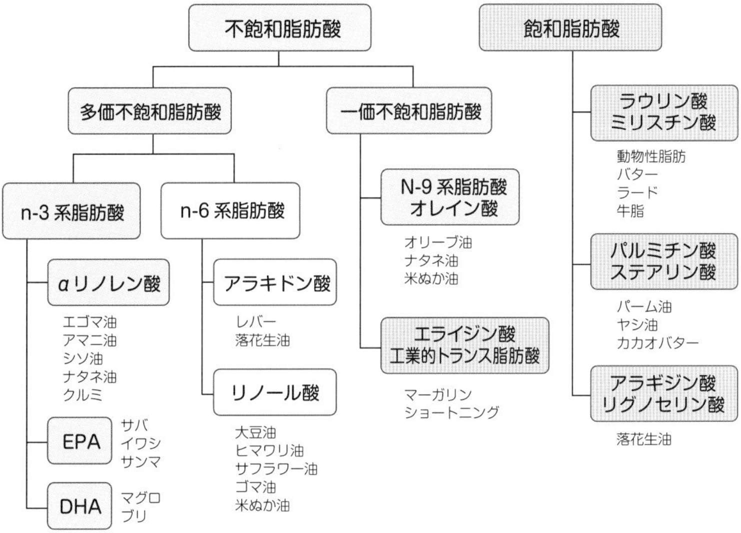

LDLコレステロールを下げることは、心臓病や脳梗塞などの原因となる動脈硬化症の予防だけでなく、キレイな血液が隅々まで行き届くため、皮膚をはじめとする細胞を元気にすることにも繋がります。LDLコレステロールを下げるためには、単にすべての油脂を控えるのではなく、LDLコレステロールを上げる油を控え、LDLコレステロールを下げる油とHDLコレステロール(善玉)を上げる油を摂れば良いのです。LDLはコレステロールを全身に配る役割、HDLは余ったコレステロールを回収する役割があります。HDL1つ当たり2個のLDLしか回収できませんので、LDL/HDL比を2以下にしなければなりません。

Chapter 5

体に良い油

不飽和脂肪酸を多く含むオリーブ油、ナタネ油、米ぬか油、大豆油、エゴマ油、アマニ油、シソ油、魚、アボカド、種実類、ナッツ類　など

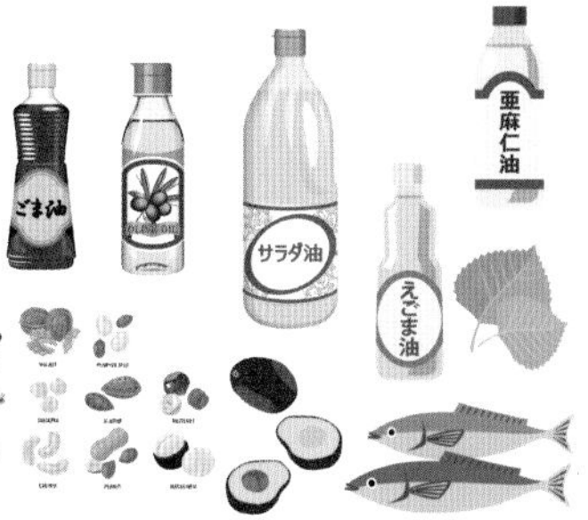

体に良くない油

飽和脂肪酸を多く含む動物性脂肪や乳脂肪、パーム油、トランス脂肪酸を含むマーガリンやショートニング、パーム油を使ったアイスクリームやスナック菓子、繰り返し加熱して酸化した油で揚げたお総菜　など

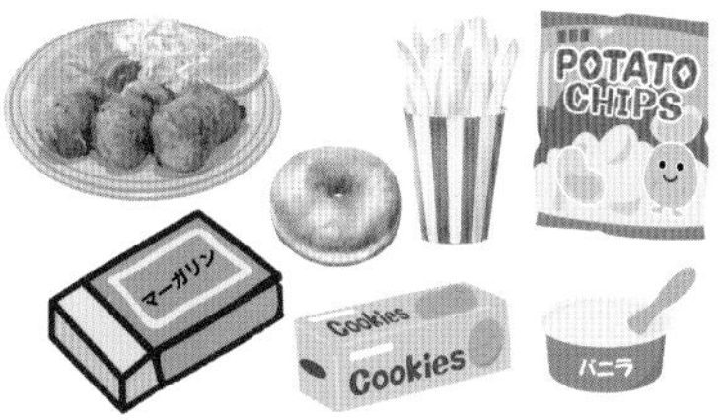

脂質を摂るのであれば、何をどれくらい選び、何を避けるべき？

(1)調理油は、何を選べば良いの？

1食の調理油の使用量は5g(小さじ1強)、1日で15g(大さじ1強)を目安とします。

日常的に使うなら酸化しにくくLDLコレステロール(悪玉)を下げるエキストラバージンオリーブ油、揚げ物にはビタミンEが多くて熱に強く吸油率が低い米ぬか油。n-6系必須脂肪酸の補給と香りを生かした調味料として使うならゴマ油。n-3系必須脂肪酸をサプリメント的に摂りたいのならエゴマ油かアマニ油がお薦めです。また、エキストラバージンオリーブ油やアマニ油は腸内環境に良い影響を与えるという研究報告もあります。

ただしn-3系必須脂肪酸は酸化しやすいので、1カ月で使い切れる量を購入し開封後は冷蔵庫(野菜保存庫)で保存しましょう。1種類だけを選ぶとしたら“ナタネ油”ですが、料理好きの人は油の脂肪酸組成と香りや特性を生かして使い分けるのも楽しいものです。

食べないほうがよい油は、飽和脂肪酸の多い、ショートニング、マーガリン、パーム油(ヤシ油)、ラード、バターです。バターの香りがどうしても好きという方は、1cm角のサイコロに切って(1個約2g)ジッパー袋などに入れて冷凍し、1日に1個ずつ使いましょう。

15g当たりの脂肪酸組成

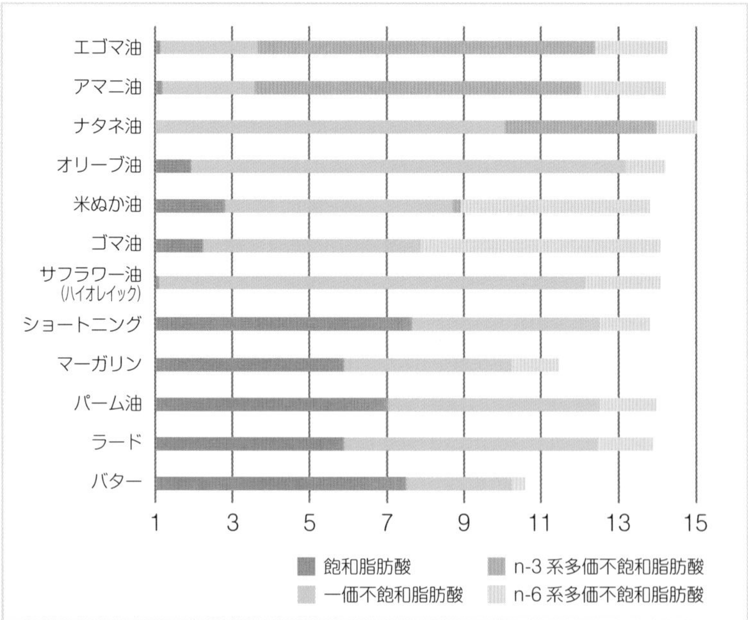

※オリーブ油はエキストラバージンオリーブ油

(2) ナッツは、何を選べば良いの？

ひと握り15g(1/2オンス)のナッツのカロリーは80～100kcalです。クルミにはn-3系とn-6系の必須脂肪酸が含まれ、マカダミアナッツにはインスリン抵抗性を改善するといわれている一価不飽和脂肪酸やパルミトレイン酸(15g当たり2300mg)が含まれています。アーモンドにはビタミンE(15g当たり4.3mg/αトコフェロール)、カボチャの種、ゴマ、松の実などの種実類には皮膚を修復する亜鉛が多く含まれています(15g当たり0.9～1.2mg)。またナッツや種実類には15g当たり1～2gの食物繊維が含まれています。

もしおやつにするなら、クルミやマカダミアナッツ、アーモンドがお薦めです。料理やお菓子の材料として、ゴマや松の実を用いると皮膚を修復する亜鉛の補給になります。

食べてはいけないナッツは、マーガリンやショートニングを使っているバターピーナッツのほか、油で揚げたフライドビーンズやポップコーンも控えたほうが良いでしょう。

15g当たりの脂肪酸組成

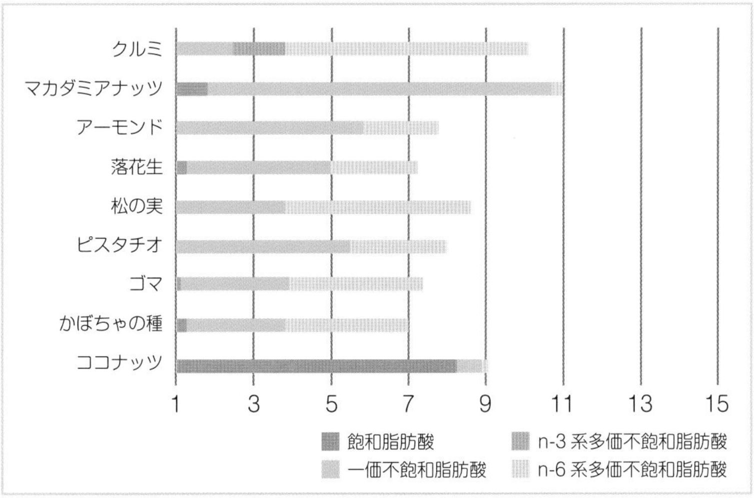

Message

油を多く含んだおやつには、スナック菓子、揚げせんべい、かりんとう、ポップコーン、チョコレートなどがありますので、食品表示で必ずカロリーを確認してください。

チョコレートは、カカオポリフェノールが多い、血糖値を上げにくい低GI食だという理由から、常習的に食べる人がいますが、5gで約30kcalと、カロリー密度が高い食品です。口どけのよいチョコレートは、少量で満足感が得られず、食べ過ぎてしまう危険性があります。自制できない人は、ダイエットしているときにチョコレートは食べないほうがよいでしょう。

地中海料理の健康食をいろいろ教えてくれる *la Strada"* の Noura

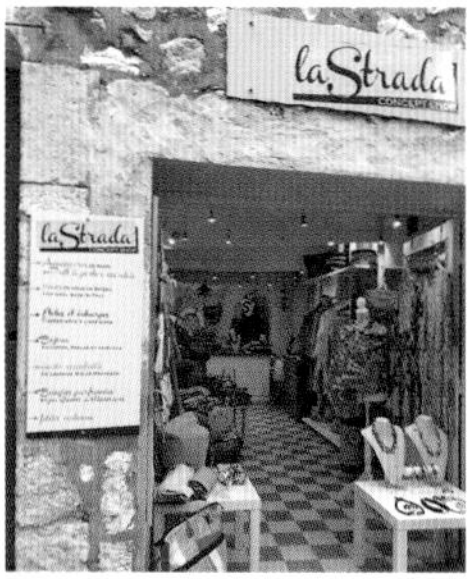

スミレ村で自然を大切にした雑貨店を営んでいて、イタリアから質の良い本物だけを選んで販売しているコンセプトショップ“la Strada”のNoura。私と同じく健康的な食べ物や体に優しい衣類を推奨し、皆の幸せをいつも祈っている心優しい私のお姉さん。Nouraから紹介してもらったペトリニャーノ家の最高級エキストラバージンオリーブ油は驚くほど美味しいオリーブ油です。そのほか、Nouraお薦めのドライトマトやダークチェリーの瓶詰もとても美味しいです。

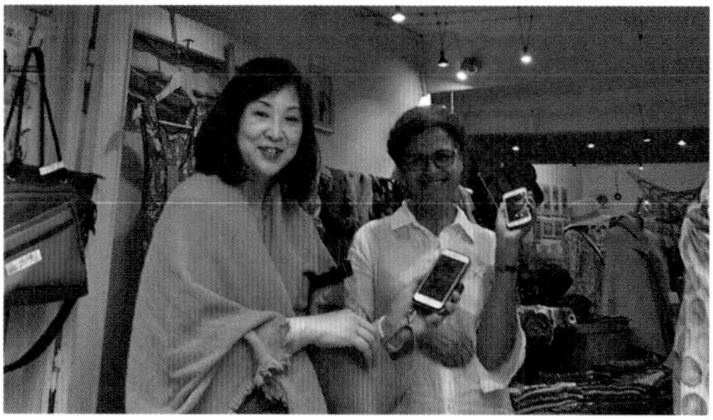

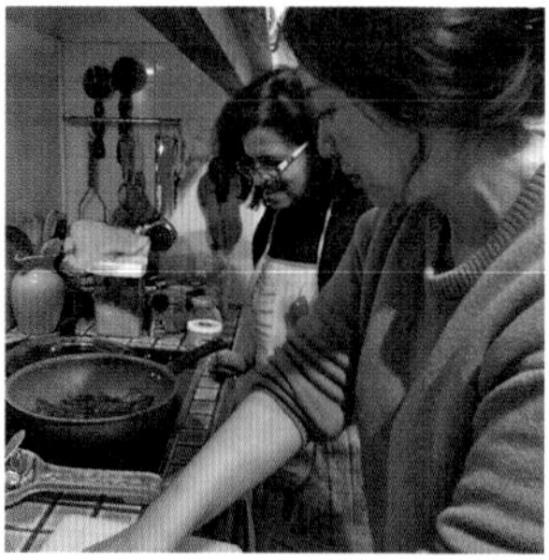

1935年以来、ペトリニャーノ家は3世代にわたり、約17万平方メートルの農園に約4,000本のオリーブの木を有機栽培(Bios認定)しています。そのうちの約13万平方メートルで栽培される約3,500本の「Coratina(コラティーナ)」種のみから得られたオリーブ油のポリフェノールは脂肪代謝を改善するという研究報告もあるほどです。酸性度は約0.18%、ポリフェノールは約700mg/kgで抗酸化物質が非常に豊富な、まるで飲む万能薬のような感動的なオリーブ油。このスパイシーでフルーティな香りのオリーブ油と塩・ブラックペッパーがあれば、野菜も肉も魚も調味料いらずです。このオリーブ油の最も美味しい食べ方はフランスパンにつけて食べること。

ペトリニャーノ家のオリーブ油は、収穫から24時間以内に石臼で粉砕し、ろ過せず搾ったままのオリーブ油です。このようにオリーブ油は生ものなので、直射日光や高温多湿な場所は避け、生産から18カ月以内に消費しましょう。

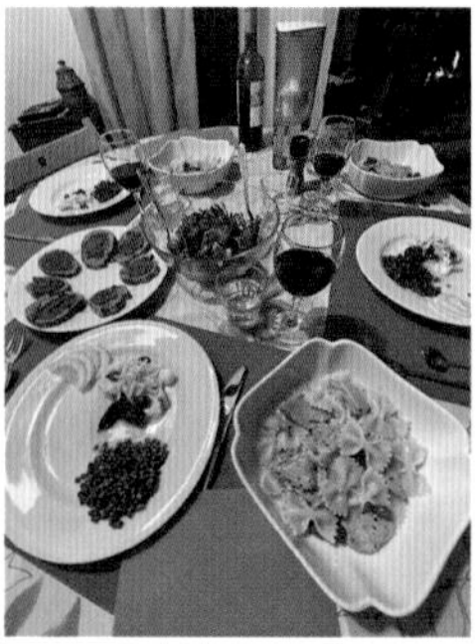

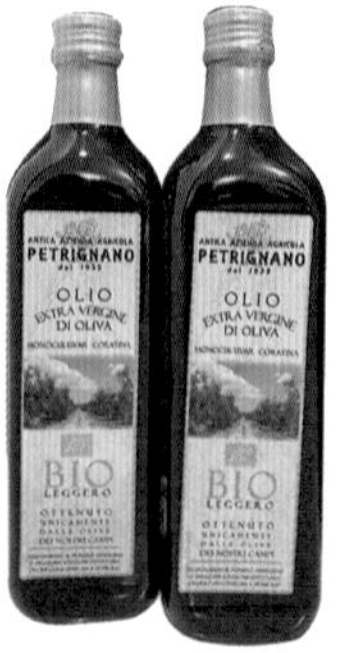

アンティークや蚤の市で有名なL'Isle-sur-la-Sorgue

村の真ん中にとても美しいソギュ川が流れ、フランスのベニスといわれているアンティークの村リル・シュル・ラ・ソギュ。村の入り口の水車が目印。毎週日曜日の朝9時からお昼まで、蚤の市が開催されます。

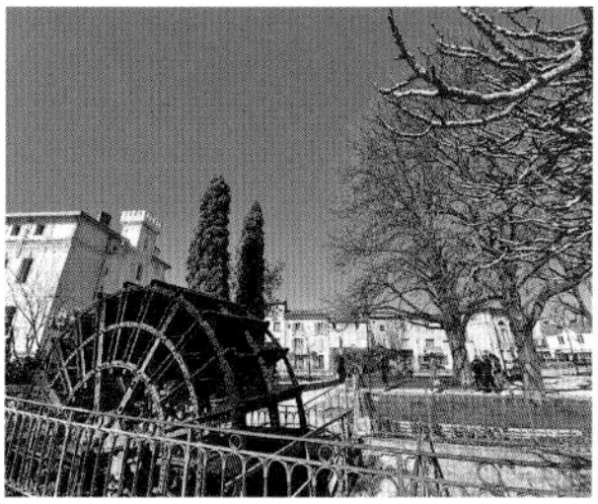
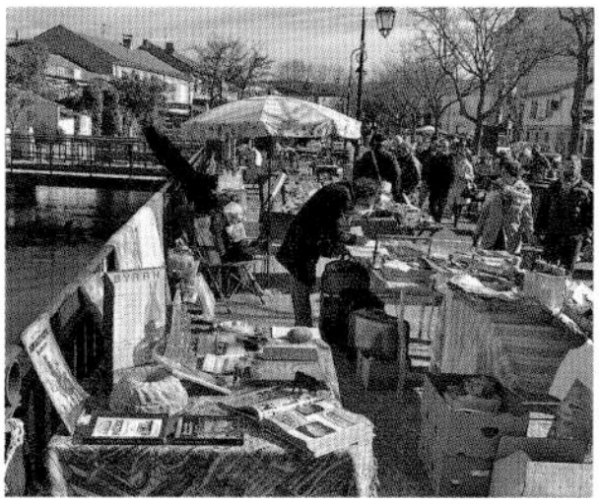
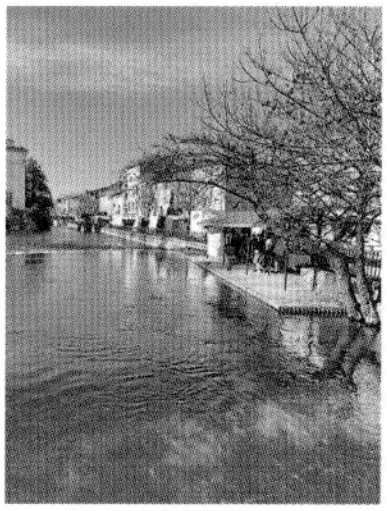

この村の一角にプロバンス産を中心とした有機栽培のハーブティーの専門店“Florel en Provence”があります。店長のPierreは、ハーブに詳しく、とても丁寧に説明してくれます。初めてお店を訪れた時、閉店過ぎまで時間を忘れて話し込みました。アプリコットティーが大好きな私のことを“アプリコットレディー”と呼びます。

お菓子がやめられない人のためにスィーツに代わる美味しい紅茶が欲しいと相談したら、半年後に再びショップを訪れたとき、スィーツのようにとても美味しい香りの紅茶をブレンドして商品化してくれていました（下図３番）。

３日間村に滞在し、たくさんある中から、ダイエット向きの紅茶を６種類選びました。

1. ベルベーヌ、ペパーミント
2. コーヒーの香り
3. レッドハイビスカス、リンゴ、レモングラス、オレンジ、ローズヒップ、アプリコット、ステビア、紅花
4. レモンバームの花、ジンジャー、オレンジ、マジョラム
5. オレンジの葉、カモミール、レモンバーム、ティユール（菩提樹）、ブルーブルーエ（コーンフラワー）
6. ベルベーヌ、ティユール（菩提樹）、マジョラム、オレンジ、マリーゴールド（キンセンカ）、ブルーブルーエ（コーンフラワー）

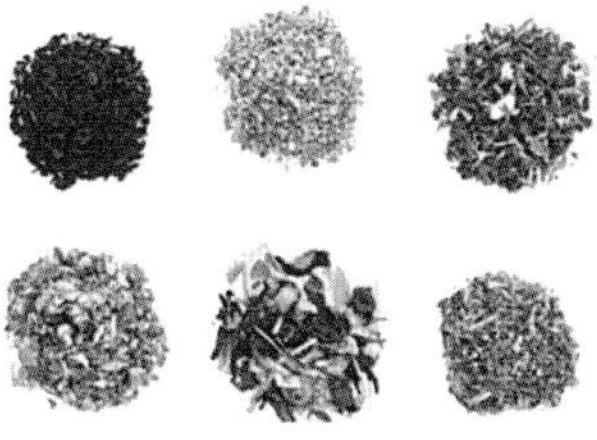

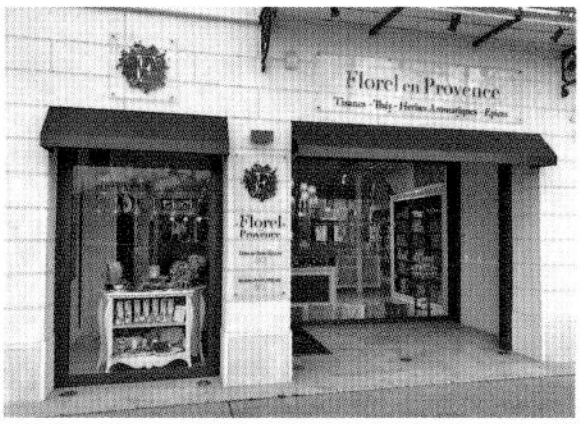

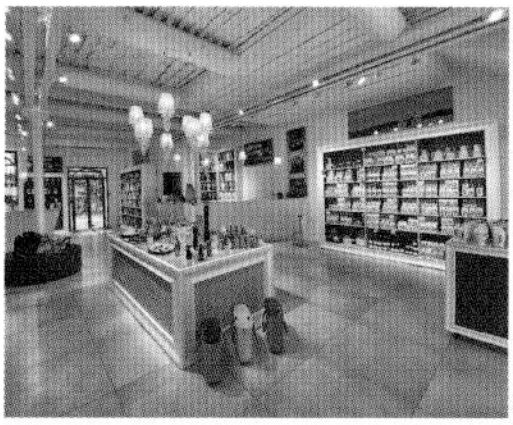
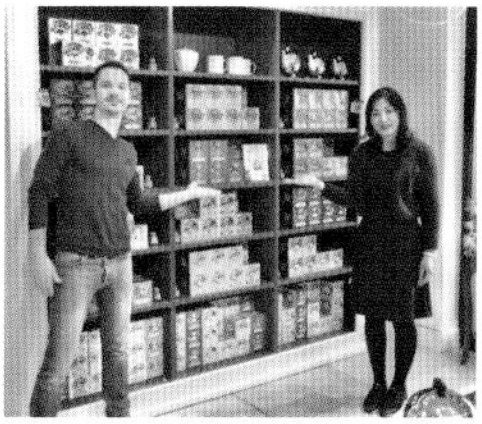

4. タンパク質を摂るならば…

タンパク質は1gで4kcalです。1食当たりのタンパク質量は、20～25g(80～100kcal)程度を目標量とします。これは定食のメインになる肉や魚などの1人分の量に当たります。

人の体を構成するタンパク質は、体重の約20%あり、胃腸で消化されたペプチドは、肝臓で20種類のアミノ酸に分解され、血や筋肉となるタンパク質やホルモンを合成したり、細胞のコピーを指示するDNA、代謝を担う酵素などを作ります。しかし、1つでも欠けると体の部品が作れなくなります。中でも9種類(イソロイシン、ロイシン、リジン、メチオニン、フェニルアラニン、トレオニン(スレオニン)、トリプトファン、バリン、ヒスチジン)のアミノ酸は体内で合成できないので、食事から摂る必要があります。

必須アミノ酸がバランスよく含まれる食品は、肉類・卵・牛乳・乳製品・魚類・大豆・大豆製品で、「アミノ酸スコアの高い食品」といいます。これらを十分に摂ることで、体内で効率よく、タンパク質が合成できるのです。

筋肉や骨、脳や中枢神経、内臓・血管・血液・肌・爪・髪の毛・ホルモンや酵素など、人の体はすべてタンパク質でできており、タンパク質が不足すると、肌荒れや爪が割れるなどの日常の悩みだけでなく、免疫力が低下したり貧血になったりします。体タンパク質の25～30%程度を失うと生命維持ができなくなり死(nitrogen death)に至るといわれています。

体内のタンパク質が不足すると、筋肉を合成できず基礎代謝が低下したり、血液中の浸透圧が下がりむくみが生じたり、体重が減らない原因にもなります。分岐鎖アミノ酸(バリン、ロイシン、イソロイシン)は、筋肉の修復に使われ、特にロイシンは筋肉の合成に働きます。ダイエット中は、血糖値が正常の空腹時に運動して体脂肪を燃やし、運動後30分以内に分岐鎖アミノ酸が多い食べ物を摂ると良いでしょう。インスリン注射や血糖降下薬などを服用している場合には、空腹時の運動は低血糖の危険性があるため、医師と相談のうえ、食後に運動をしましょう。

タンパク質は、細胞合成の要です。欠陥細胞を増やさないためにも、適切な食材の選択が重要です。タンパク質を摂るのであれば、体内では合成できない必須アミノ酸がバランスよく含まれた鶏肉・卵・魚・大豆やナッツなど、いろんな種類を組み合わせて食べると良いでしょう。

タンパク質を摂るのであれば、何をどれくらい選び、何を避けるべき？

20～25gのタンパク質は、肉・卵・乳製品・魚介類・大豆製品から150～200kcal以内で選びます。下の表は、タンパク質を多く含む食品の100kcal当たりの重量(g)、タンパク質量(g)、脂質量(g)です。

ツナ缶(水煮)やエビやイカ、鶏のササ身やマグロの赤身、タラなど、脂質が少なく高タンパクの食品を選ぶと100kcalで約80～140g食べられます。豚や牛のヒレ肉やモモ肉は赤身ですが、脂質も含まれているため、100kcalで約50～90gです。

質の良し悪しに関係なく、脂質が多い食品は、20～40gで100kcalを超えてしまい、タンパク質の含有量は少なくなります。脂肪の多いバラ肉やベーコンなどの加工肉は、十分なタンパク質が摂れないうえに、少量でカロリーが高く、体に悪い油を摂ってしまうことになります。これらは、肉ではなく脂なので、習慣的には食べないほうが良い食品となります。

摂った方がよい食品

食品名（100kcal当たり）	重量(g)	タンパク質(g)	脂質(g)
ツナ缶（水煮）	141	**22.5**	1.0
エビ	122	**22.4**	0.4
鶏ササ身	92	**21.9**	0.7
マグロ（赤身）	80	**21.1**	1.1
タラ	120	**21.0**	1.2
イカ	133	**19.9**	1.7
紅鮭	72	**16.3**	3.3
アジ	79	**15.6**	3.6
カツオ	61	**15.2**	3.8
鶏ムネ肉	69	**14.7**	4.1
イワシ	59	**11.4**	5.4
サワラ	56	**11.4**	5.5
サバ缶（水煮）	53	**11.0**	5.6
鶏モモ肉	41	**10.9**	5.8
無脂肪牛乳	294	**10.0**	0.3
凍り豆腐（乾燥）	19	**9.4**	6.4
絹ごし豆腐	161	**8.5**	5.6
茹で大豆	57	**8.4**	5.6
ブリ	39	**8.3**	6.8
糸引き納豆	50	**8.3**	5.0
ヨーグルト（低脂肪無糖）	222	**8.2**	2.2
全卵	66	**8.1**	6.8
豆乳	217	**7.8**	4.3
サバ缶（水煮）	32	**7.3**	7.3
魚肉ソーセージ	62	**7.1**	4.5
サンマ缶（味付）	37	**7.1**	7.1
マグロ（脂身）	29	**5.8**	8.0
サンマ	31	**5.7**	8.1

食べ過ぎに注意が必要な食品

食品名（100kcal当たり）	重量(g)	タンパク質(g)	脂質(g)
豚ヒレ肉	89	**20.3**	1.5
豚モモ肉（赤身）	70	**15.3**	3.7
牛モモ肉（赤身）	52	**11.0**	5.5
牛ヒレ肉	45	**8.6**	6.7
豚肩ロース	39	**6.9**	7.5
プロセスチーズ	29	**6.7**	7.7
モッツァレラ	36	**6.7**	7.2
ヨーグルト（全脂無糖）	161	**5.8**	4.8
ドライソーセージ	20	**5.4**	8.5
普通牛乳	149	**4.9**	5.7
ウインナーソーセージ	31	**4.1**	8.9
牛肩ロース	24	**3.4**	9.1
ベーコン	25	**3.2**	9.7
生クリーム	23	**0.5**	10.4

前頁で述べたように、タンパク質を含む食品に脂質も多く含まれる場合があります。

右のグラフは、脂質を多く含んだタンパク源となる食品です。脂質が多い食品を食べるにしても、飽和脂肪酸の多い霜降り肉や加工肉、乳製品よりも、体に良いn-3系脂肪酸が含まれEPAの含有量が多いサバ水煮缶、イワシ、マグロ脂身、サンマを選んだほうがよいでしょう。しかし、食べる量が多くなると摂取カロリーが増えてしまうので要注意です。

100kcal当たりの脂肪酸組成

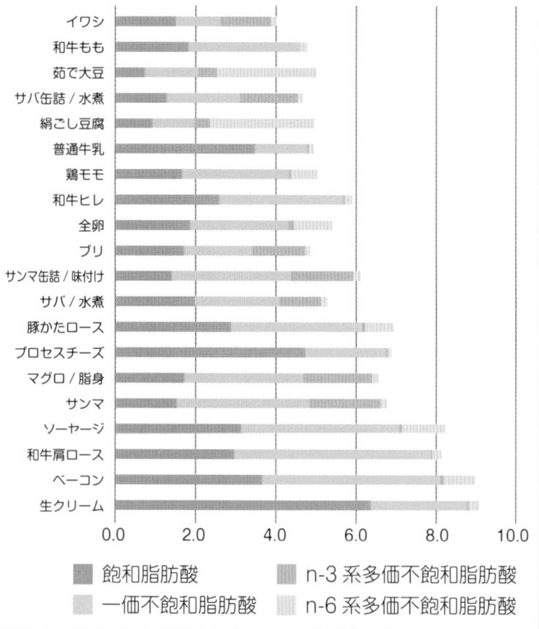

タンパク質を多く含む獣鳥類や魚介類、卵類、乳類にはコレステロールが多く含まれる食品があります。卵や生クリームが使われている洋菓子にもコレステロールは多く含まれています。

食事からのコレステロールの摂取量を減らしたい人は、大豆やレンズ豆、ヒヨコ豆などの植物性食品からタンパク質を摂るようにすると良いでしょう。

コレステロール(mg)が多い食品

含有量(mg)	コレステロールが多い食品1食分の目安量
250 ~ 300	アンコウの肝50g
200 ~ 250	フォアグラ30g、卵1個、卵豆腐1パック110g、シシャモ60g、イカ60g、ウナギ100g、シュークリーム100g
150 ~ 200	鶏レバー50g、豚腎臓50g、牛腎臓50g、ワカサギ50g、ホタルイカ50g、サキイカ50g、明太子50g
100 ~ 150	豚レバー50g、牛レバー50g、鶏手羽100g、イクラ30g、シラス30g、数の子30g、白子30g、エビ60g、ケーキ80g、ババロア80g、プリン80g、タルト100g、ホットケーキ120g
50 ~ 100	ビーフジャーキー50g、若鶏肉100g、豚肉100g、牛肉100g、ウニ20g、魚切り身100g、チーズ100g、ホイップクリーム100g、バター30g、ドーナッツ80g、どら焼き100g、クッキー90g

(1)がん予防の観点から

牛肉などの赤身肉より、鶏肉などの白身肉を選び、添加物の多い加工肉は食べないようにします。

(2)動脈硬化予防の観点から

霜降り肉、バラ肉、臓物は飽和脂肪酸が多いので、赤身肉や白身肉を選びます。

卵は1日1個までにします(コレステロール値が高い方は、全卵を2日に1個までにするか、もしくは黄身を食べない)。乳製品は摂り過ぎないようにし、普通牛乳よりも低脂肪、無脂肪、スキムミルクを選びます。また塩分の多い加工肉はやめましょう。

(3)筋肉合成の観点から

多種類の食品から選ぶことが大切です。筋肉合成に効率が良いのは、動物性、乳製品です。また運動後30分以内に、質の高いタンパク質を補給すると筋肉が合成しやすくなるため、運動後にプロテインを飲用するのも良いでしょう。

これらのことを総合的に考えると
1週間21回の食事で食べるタンパク質の割合は、

- 魚介類、鶏肉、大豆製品で6割程度(12～13回/週)
- 卵3割程度(5～6回/週)
  ※ただし、コレステロールが高い人は控える
- 豚肉・牛肉1割程度(2～3回/週)
- 低(無)脂肪乳製品は、毎日少しずつ
  ※物足りない時のプラス1品のために、日持ちする充填豆腐や納豆を常備

たとえば、1週間単位で考えてみると…

	月	火	水	木	金	土	日
朝	低脂肪ヨーグルト 卵	低脂肪牛乳 魚介	低脂肪チーズ 卵	低脂肪ヨーグルト 大豆製品	低脂肪牛乳 卵	低脂肪ヨーグルト 魚介	低脂肪チーズ 大豆製品
昼	鶏肉	豚肉	大豆製品	卵	魚介	鶏肉	卵
晩	大豆製品	卵	魚介	鶏肉	大豆製品	牛肉	魚介

※コレステロールが高い人は、卵黄を控えましょう。

5. ビタミン・ミネラル、食物繊維、酵素、フィトケミカルを摂るならば…

ビタミン・ミネラル、食物繊維、酵素、フィトケミカルは、野菜やキノコ、海藻類、果物から1食当たり100〜150kcalの摂取を目標量とします(各栄養素量はP.40〜41参照)。いろいろな野菜を混ぜて300〜400g食べても100kcal程度です。ゴボウ、カボチャ、人参、玉ネギは糖質が多いといわれていますが、100gで糖質8〜6g、400g食べても糖質25〜30gですので、種類を問わず、遠慮なく、たくさん召し上がってください。緑・赤・黄・茶と彩りよく、数種類の野菜を組み合わせれば、いろいろな栄養素の補給ができます。ただし、トウモロコシや芋類は糖質が多いので、野菜ではなく穀物(主食)と同じ分類として考えます。

100kcalでビタミン・ミネラル、食物繊維が摂れる野菜、キノコ、海藻は、栄養学的にいえば、コスト(カロリー)パフォーマンスが素晴らしく良い食べ物といえます。

残りの50kcal分は、1日で150kcal以内と考え、2種類以上の美味しい果物を2回以上に分けて食べれば、1日の食事バランスは完璧です。しかし、果物はできるだけ皮ごと食べられる物や糖質が少ないものを選ぶと良いでしょう。

その他、調味料として、発酵食品を使うことをお薦めします。

ヒガンバナ科のニンニク、ショウガ科の生姜、セリ科の人参、アブラナ科のキャベツ、マメ科の甘草、大豆は、アメリカ国立がん研究センターが示した、がん予防効果のある食品のデザイナーフーズピラミッドの最上位です。

野菜の色、味、香りの成分には薬のような作用があり、“クセ”が強い野菜ほど、体にとっては利益の高い野菜です。

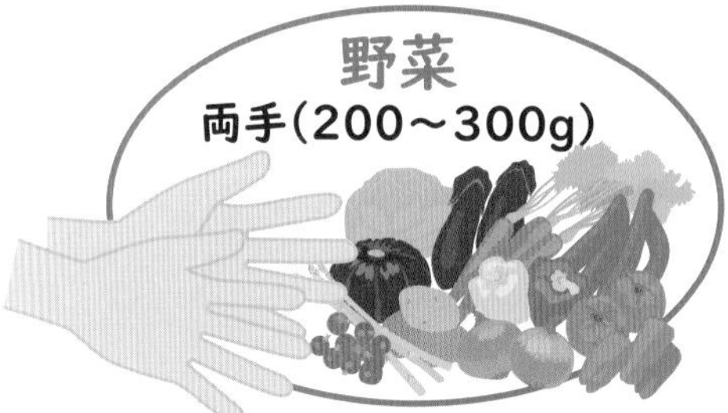

△糖質がやや多めで量に注意が必要なもの
カボチャ、赤ピーマン、黄ピーマン
×糖質が多く野菜に分類しないもの(主食です)
ジャガイモ、サツマイモ、トウモロコシ

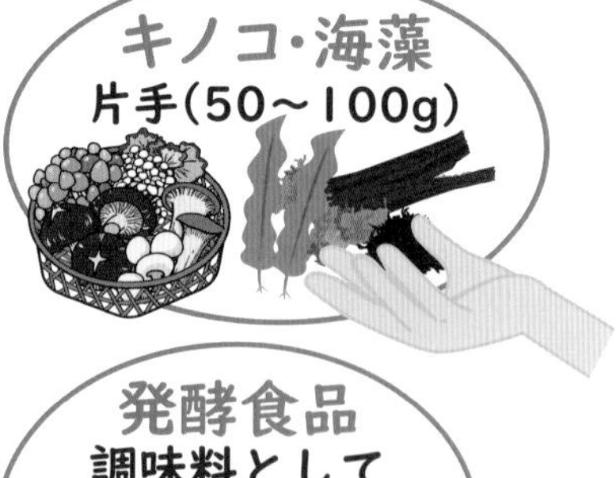

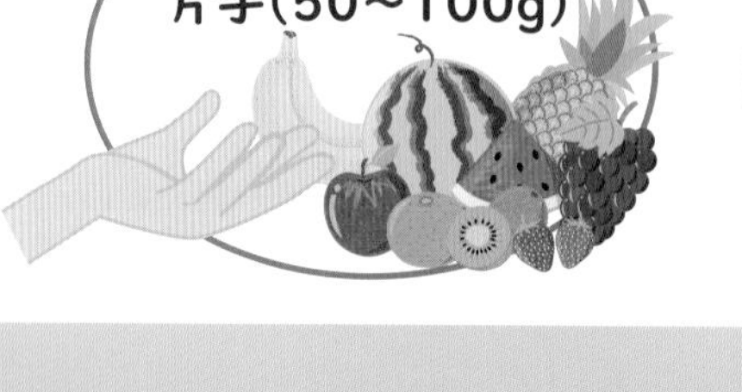

発酵食品
調味料として

味噌、醤油、納豆、
ヨーグルト、
チーズ

(1)ビタミン・ミネラルは、何を選べば良いの？

各栄養素がどのような食品に多く含まれているかは、P.42～43をご覧ください。

柑橘類、βカロテンを多く含む野菜、セリ科、アブラナ科の野菜は抗酸化作用だけでなく、がんの予防効果があるといわれており、重要な野菜です。

特に、ビタミンB_6、B_{12}、葉酸はタンパク質を合成する際に必要となり、不足するとホモシステインが蓄積し、動脈硬化のリスクが高まるといわれています。ビタミンB_6やB_{12}はタンパク質の多い食品に含まれているので不足の可能性は低いのですが、葉酸は緑の葉野菜や海苔から摂らなければなりません。"生ハム&ルッコラ""しゃぶしゃぶに春菊""レバニラ炒め""肉をサンチュで巻く"食べ方はグッドアイディアということです。

ビタミンCは、野菜や果物にしか含まれないので野菜も果物も摂らない人は要注意です。アブラナ科の野菜はビタミンCが豊富で、菜花、大根葉、水菜、キャベツ、ブロッコリー、チンゲン菜、小松菜、白菜、クレソン、ナズナ、ワサビ、ルッコラなどがあり、βカロテン、E、B群も多く含んでいます。中でも私が一番好きなのが、ニース風サラダでも定番のちょっとゴマの香りがする"ルッコラ"です。旬は春と秋で、カルシウム、鉄、亜鉛、マンガンなどのミネラルを多く含み、ビタミンB群やビタミンCがとても豊富で、毎日でも食べたい野菜のひとつです。ルッコラにはかないませんが、冬～春にはキク科の春菊、サニーレタス、フキノトウ、アーティチョーク、チコリ、夏～秋にはツルムラサキ科のツルムラサキやオカワカメ(雲南百薬)、アオイ科のモロヘイヤもビタミン、ミネラルに富んだ食べるべき野菜です。

セリ科の野菜には、アシタバ、人参、セリ、セロリ、三つ葉、パセリ、ディル、フェンネル、コリアンダーがあります。アシタバや人参はβカロテンを多く含み、セリやセロリ、三つ葉は香味野菜としても使えます。パセリやディル、フェンネル、コリアンダー(パクチー)はハーブとして活用できます。

ヒガンバナ科のネギ、玉ネギ、エシャロット、ニラ、ラッキョウなどに含まれる硫化アリルは、大豆などの豆類や雑穀に多く含まれるビタミンB_1の働きを助け、疲労回復に役立ちます。冷奴に刻みネギは良い組み合わせです。豆類や種実には、ビタミンEも多く含まれ、過酸化脂質を抑制します。

ビタミンB_1は穀類や種実のような植物の種に多く含まれますが、野菜や魚、豚肉などにも多く含まれています。ビタミンB_2は、魚介類、乳製品、納豆に多く含まれます。ナイアシン、ビタミンB_6、B_{12}は魚や肉に、B_6はマグロに多く、B_{12}は脂がのった青背の魚に多く含まれます。魚介類と野菜を使ったブイヤベースは、ビタミンB群のサプリメントスープというわけです。

ナス科には、ナスはもちろん、トマトやピーマン、唐辛子があります。特に赤パプリカにはビタミンEやB_6、Cが多く含まれ、βカロテンも豊富です。

キノコにもビタミンB群は豊富に含まれ、舞茸とキクラゲにはビタミンDが多く含まれています。ビタミンDは、魚介類、肉類、卵にも多く含まれます。

大豆、キヌア、蕎麦、アマランサスには、酵素を助け神経やホルモンに関わるマグネシウム、糖・脂質・タンパク質の代謝に関わる酵素の構成および抗酸化作用のあるマンガン、代謝に関わるクロムが多く含まれています。そのほか、昆布や海苔にもミネラルが豊富に含まれています。

（2）食物繊維は、何を選べば良いの？

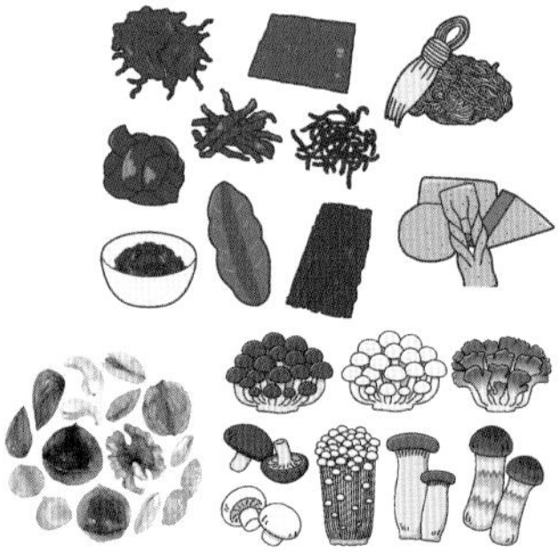

腸を元気にする、善玉の腸内細菌が好むエサは、食物繊維が多い豆類をはじめ、全粒粉などの未精製穀物、キノコや海藻、キクイモ、ヤーコン、ゴボウ、タケノコ、コンニャクなどの根菜類に含まれる食物繊維です。

キノコには100g中3～5gもの食物繊維が含まれます。

キク科のキクイモやヤーコン、ゴボウは、水溶性食物繊維も不溶性食物繊維も豊富で、腸内環境を整えて便秘を改善したり、腸管免疫を高めたり、食後の血糖値の上昇抑制に働きます。消化を助けるハーブのタラゴン（エストラゴン）やヨモギもキク科の植物です。

ゴマなどの種実やナッツも食物繊維は多いのですが、カロリーが高いので、量は1日ひと握り（15g）までにしましょう。

（3）酵素は、何を選べば良いの？

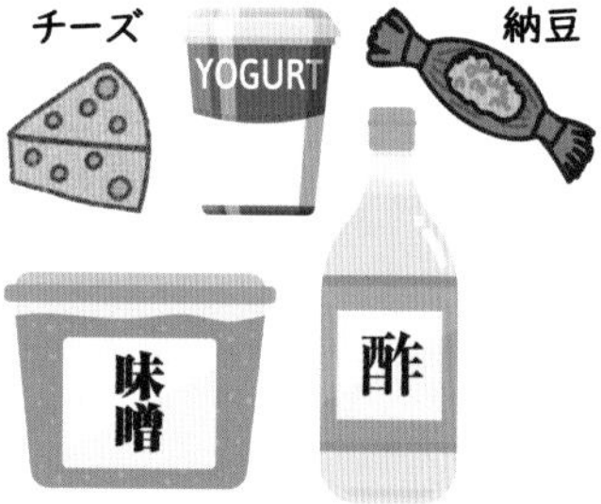

酵素は刺身や生野菜など生の食品に含まれていますが、味噌や納豆、酢、チーズ、ヨーグルト、ワインなどの発酵食品にも微生物が作り出す酵素が含まれています。

食べ物から得る酵素は、主に消化酵素として働きます。一方、体内では代謝酵素が必要で、それを助けるのが補酵素として働くビタミンB群です。緑の葉野菜やキノコには、ビタミンB群が多く含まれるため、積極的に食べましょう。

また、体内で作られる酵素はタンパク質を材料とするため、植物性でアミノ酸スコアの高い豆腐や枝豆、レンズ豆やヒヨコ豆などから、良質なタンパク質を十分に摂ることも重要です。

（4）フィトケミカルは、何を選べば良いの？

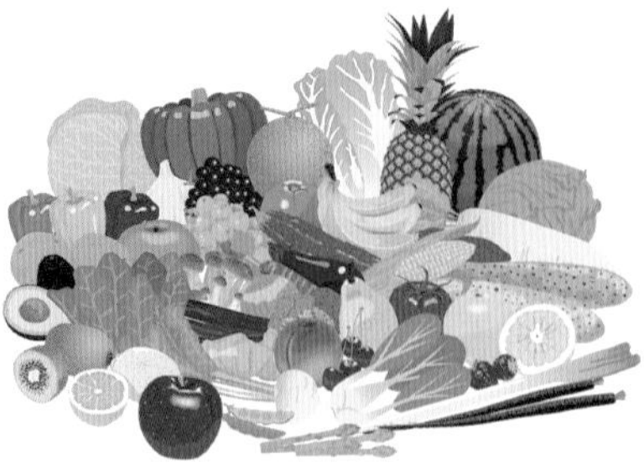

野菜や果物の鮮やかな色、ニンニクの刺激臭、大根の辛味成分…すべて体の得になる万能薬。絵具では決して作り出すことができない作用を持つ魔法の色、植物って、なんて素晴らしい食べ物なのでしょう。いろいろな相乗効果を得るためにも、次頁の図を参考に、多種類を組み合わせて、彩りよく、皮ごとホールで食べてください。

シソ科の野菜は香りが強く、梅干しを漬ける赤紫蘇や大葉、バジル、ローズマリー、ミント、ラベンダー、エゴマ、オレガノ、セージ、タイム、マジョラム、レモンバームなど、強い抗酸化作用を持っており、自然の保存料として使ったり、消化促進作用もあるため薬味やハーブ（香草）として使えます。

Chapter 5

フィトケミカル
～植物の色のチカラ～

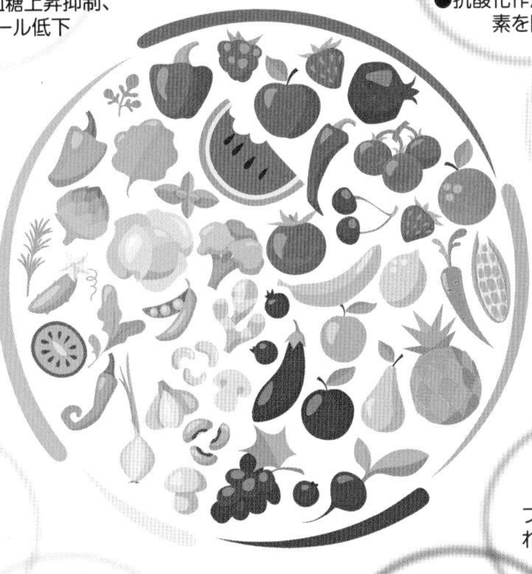

緑色
緑の葉野菜に含まれるクロロフィル
●整腸作用、抗炎症作用

真赤
トマトやスイカに含まれるリコピン
●抗酸化作用で活性酸素を除去

橙色
緑黄色野菜のβカロテン、甲殻類や鮭に含まれるアスタキサンチン
●抗酸化作用で活性酸素を除去

橙黄色
柑橘の皮に含まれるヘスペリジン(ビタミンP)
●毛細血管を強化し血流を改善

ウコン(ターメリック)
●肝臓の働きを助け、胆汁分泌促進

紫色
ブルーベリーに含まれるアントシアニン
●眼の疲労回復

赤黒色
赤ブドウに含まれるレスベラトロール
●脳の血流を増加させ認知症を予防

黒色
ゴボウやコーヒーに含まれるクロロゲン
●血糖上昇抑制、脂肪代謝促進

白色
ニンニク、ネギ、玉ネギ、ニラのアリシン(硫化アリル)
●デトックス作用、抗菌作用、抗血液凝固作用

ベージュ
生姜に含まれるショーガオール
●血行促進し、体を温める

乳白色
大豆に含まれるイソフラボン
●エストロゲン様に働き更年期症状緩和、LDLコレステロール低下

薄緑色
大根、ワサビのイソチオシアネート
●殺菌作用

黄緑色
緑茶に含まれるカテキン
● 抗ウイルス・殺菌作用、肥満予防、血糖上昇抑制、コレステロール低下

やせるための調理の裏ワザ

①新鮮なもの、美味しいものの選び方

　鮮度が悪いと美味しく仕上がらず、砂糖、醤油などの調味料が増えて、味付けが濃くなり、ご飯をたくさん食べたくなります。手間がかかったのに満足感が得られない、買ったほうがマシとなると、コンビニやスーパーのお総菜、冷凍やインスタント食品が続き、野菜やキノコ、海藻の摂取不足を招きます。新鮮なものを上手に選んでください。

・人参や大根、ゴボウなどの根菜類は、ひげ根が少なく、とがった先がグチャッとしておらず、上の切り口から芽が出ていないもの。大根は重みがあり、しっとりしたものがよい。
・トマト・ナス・ピーマンはヘタにハリがあり、色が濃く、実がしまってツヤがあるもの。
・緑の葉野菜は、葉が濃い緑色で黄色い部分がなく、ジクがしっかりしているもの。
・レタス・白菜・キャベツは、葉がパリッとし、切り口が新鮮で根が出ていないもの。
・玉ネギは、皮に傷がなく、上の切り口がしっかり乾燥しており、実が固くツヤがあるもの。
・魚は、目が透明で、臭みがなく、身がしまっているもの。
・肉は、臭みがなく、ドリップが流れ出ていないもの。灰色っぽくなっていたら要注意です。

②油を使わない調理法

［肉の調理は、ゆでる＞蒸す＞煮る＞焼く＞揚げる］

・唐揚げは、下味をつけたら、ほんの少量の片栗粉をまぶし、調理油なしで皮を下にして強火でカリカリに焼き、焦げ目がついたら裏返してふたをして、蒸し焼きにします。
・焼肉や生姜焼きは、はじめに肉を焼き、出てきた肉汁（脂）はペーパータオルで拭き取ってから、野菜を入れます。
・鍋や煮物はスープや煮汁に肉の脂が溶け出し、それで煮た野菜は脂まみれになっています。しゃぶしゃぶは肉より先に野菜を食べたり、煮物は肉と野菜を別々に煮て盛り合わせます。
・蒸すよりもゆでた方が脂が落ちて、水分を保てるので、柔らかく仕上がります。

③調味料を減らす方法

［和えるより、まぶす かけるより、つける］

・調味料を加えて時間がたつと食材に浸透して味が薄くなり、最後に足すことに。少ない調味料で美味しく食べるには、食べる直前に調味料を入れて、まぶしたり、つけたりすることです。
・香味野菜（ニンニク、生姜、ネギ、大根おろし、玉ネギ、三つ葉）や香辛料を活用しましょう。
・簡単にダシを効かせるには刻み昆布が一番。すぐに柔らかくなり、美味しくいただけます。

やせるための食べ方の工夫
—必ずやせる八か条—

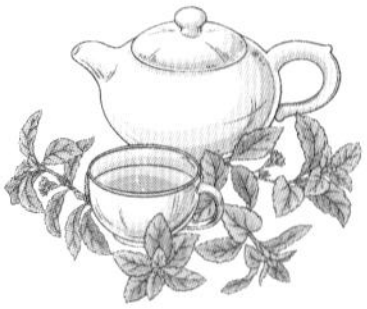

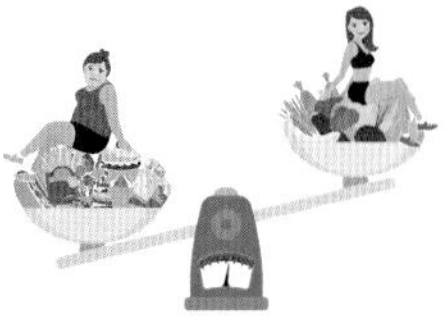

①買い物は満腹のときに

空腹のときに買い物に行くと理性がなくなり、何でもかんでも欲しくて、つい食べ切れないほど買い込んで自分が食べるハメに。買い物は、食後に行って最小限にとどめましょう。

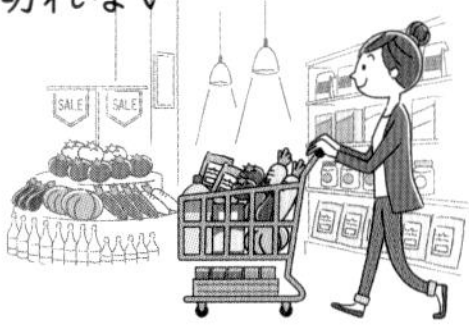

②食品表示を見る

いつも食品表示を見てください。それが食べ過ぎのブレーキになります。原材料名と栄養成分の数字を確認することで理性的な行動へつながり、メンタルコントロールが可能となります。

③噛めるものを1つは入れて食前に

固さのある生野菜、根菜、ナッツ、豆類など、噛むことで満足感を。

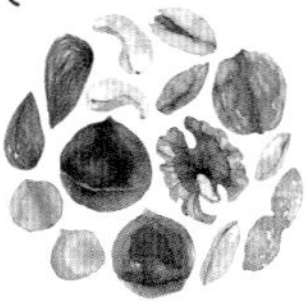

④カサのあるものを1つは入れて食前に

カサ増しできる豆腐や野菜、汁物を入れることで満腹感を。“お腹いっぱい”は、高カロリーで起きるのではなく、胃がいっぱいになる感覚です。

⑤フルコースのような順番で、主食は最後に

無糖ドリンク→サラダ→スープ→メインデッシュの順番で、最後の主食は少量の玄米や雑穀、全粒粉パンや蕎麦。デザートが食べたいのであれば、主食はやめて。

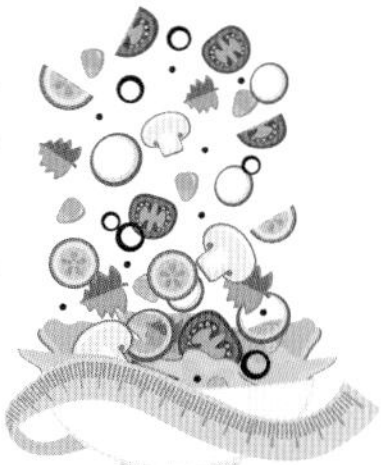

⑥バイキングでは、元を取る

原材料費が高価で栄養価が高いのは、色の濃い野菜や魚介類、肉類。いつでも食べられてお腹がふくれるご飯やパン、体に悪そうな油の揚げ物を選んだらお店の思うツボ。不足しがちなビタミン・ミネラル・食物繊維を野菜で、良質のタンパク質を魚介類・脂の少ない肉類で補い、賢くバイキングを攻略しましょう。

⑦飲み会では、自己中で

みんなで取り分ける宴会では、まずサラダを注文し、“ひとりで食べるから欲しい人は別で注文して”と呼びかけます。オーダー時に“ドレッシングは別で”を忘れずに。揚げ物いらない、シメいらない、デザートいらないとパスすれば、みんな我に返るはずです。

⑧食後は、サッサと歯磨きをする

食後に歯を磨いてしまえば、やめられなかった間食や夜食をやめるきっかけになります。メンタルコントロールができない人は、生活の中できっかけ作りが必要です。

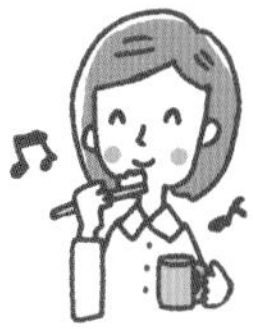

Chapter 5

海が最も美しい小さな港町 *Villefranche-sur-Mer*

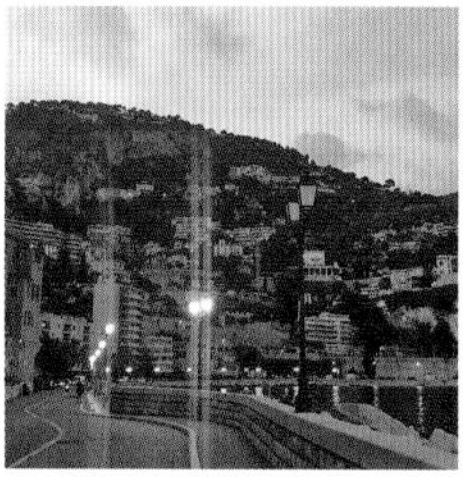
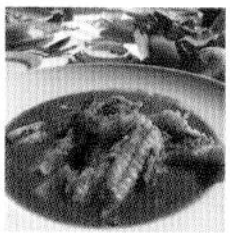
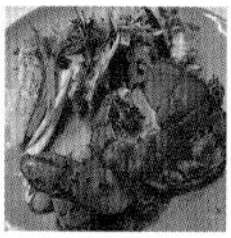
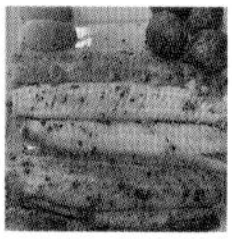
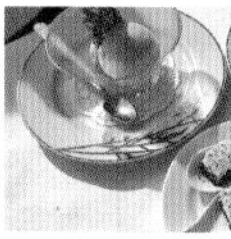
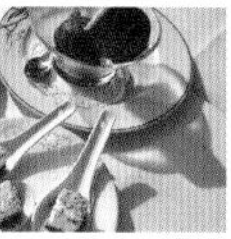
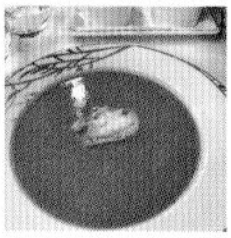
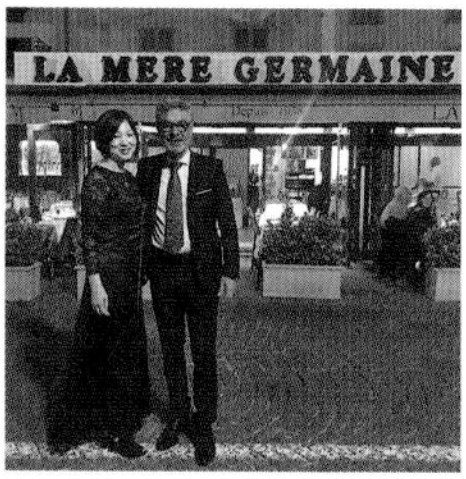

ニース駅から東へ2駅行ったところにある小さな港町ヴィルフランシュ・シュル・メール。コクトーが定宿にしていた Welcome Hotel の 2軒お隣にあるレストラン La Mere Germaine（ラメールジェルメイン）は、私が今まで食べた中で一番美味しいと思うブイヤベースのレストランです。フランスパンにニンニクをこすりつけ、ルイユ（唐辛子粉とオリーブ油で作ったマヨネーズ）とパルメジャンチーズを乗せてスープに浮かべ、スプーンでくずしながら食べるのが流儀です。オマールエビも舌平目も肉厚でとっても美味しいです。

ブイヤベースは魚が入っていますが、スープドポワソンはスープのみです。何度でもおかわりができますので、私はいつもスープドポワソンを注文して３回おかわりし、これだけでお腹いっぱいになってしまいます。

いつもオーナーのThierryさんが「こんにちは」と出迎えてくれます。海側の席を予約し、沈む夕陽を見ながらの夕食は、切ないほどに美しい景色。空と海の青が紺色に変わってゆく南仏らしい夕暮れと宝石箱のような夜景の中で、ゆっくりと流れる時間は、まさに至福の時です。

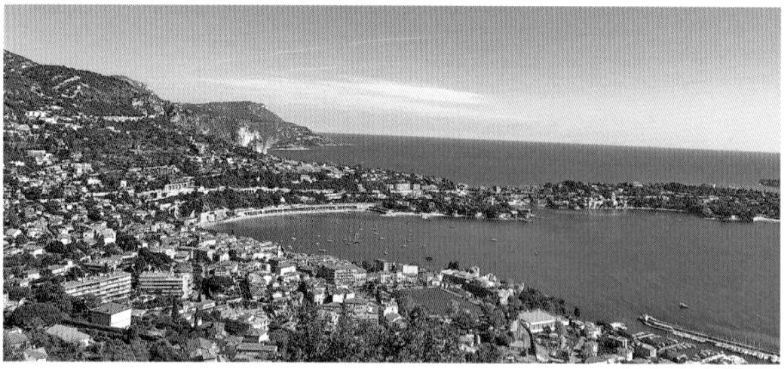
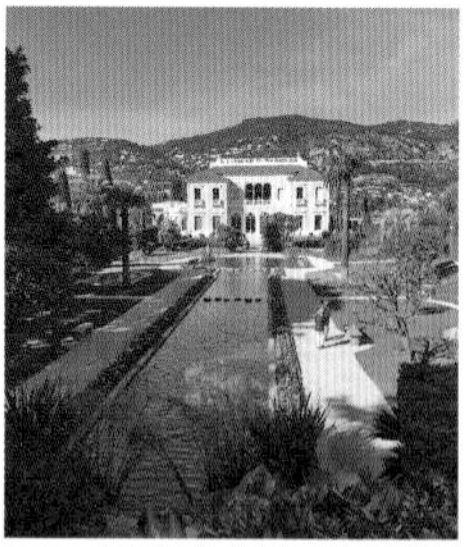

向こうに見える岬は、コートダジュール東の半島に位置するサン・ジャン・カップ・フェラ。そこには、銀行家ロスチャイルド男爵の娘ベアトリスが建てたもっとも美しい別荘ロスチャイルド邸があります。

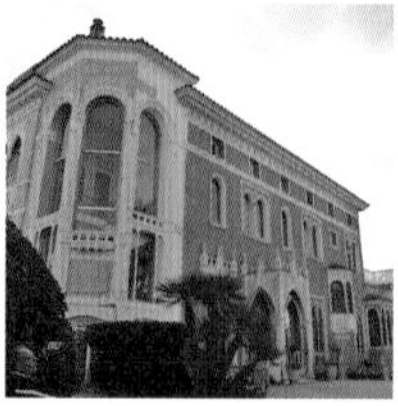
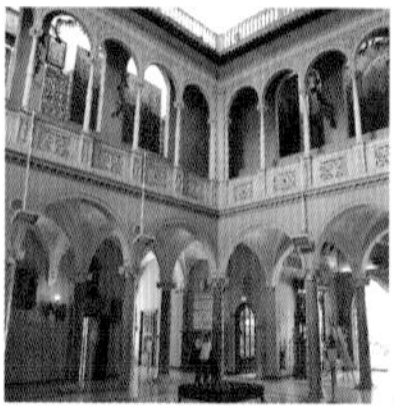

Chapter 6

6

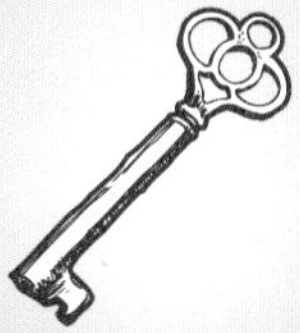

6つめの鍵：自分に合った運動方法を見つける

キレイにやせたい、姿勢と運動

美しく、健康的にダイエットするために運動が欠かせません。運動せず、過度な食事制限だけで“食べないダイエット”をすると、体を支える筋肉も一緒に落ちてしまうため、姿勢も悪くなりキレイにやせられません。

とはいっても、帰宅が遅かったり、毎日忙しくてまとまった時間が取れなかったり。運動が苦手な人や腰や膝が痛くて積極的な運動ができない人もいるでしょう。

ここでは、美しく見せるための姿勢づくりと日常生活の中で簡単に取り組める運動を紹介します。

これを機に「今よりも美しくなることで、こうなりたい！」という具体的な目標を持ち、今日から始められる“自分に合った運動の方法を見つける”ことが「6つめの鍵」です。

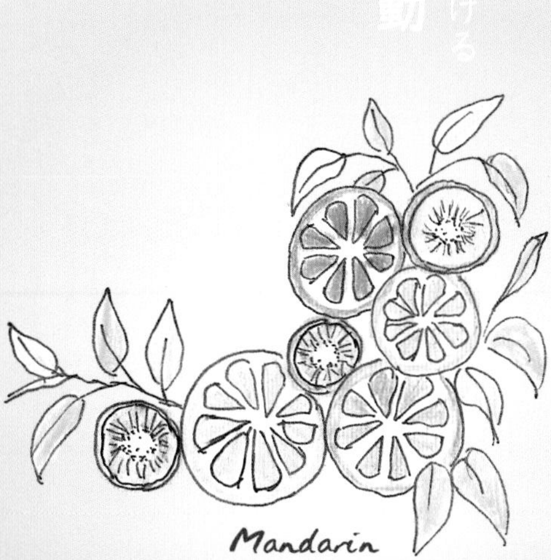

キレイにやせたい、姿勢と運動

佐藤慶彦

1.ボディメイクのための美しい姿勢

(1)美しく正しい姿勢

美しい姿勢と聞くと、バレエダンサーやモデル、ミュージカル俳優などが思い浮かびますが、その美しさは、正しい姿勢からつくられ、健康のみならず若さにも関係します。身体(背骨)を上に引き上げるイメージを持ち、図のように壁を利用すれば、どこでも簡単に姿勢を正すことができ、胸筋や背筋、腹筋をはじめ、キレイにやせるために必要な深部の筋肉を鍛えることができます。

悪い姿勢(楽な姿勢)を直せば、首や肩のこりから生じる頭痛が軽減できたり、ウエスト周囲を減らせたり、どんな運動よりも、まずは正しい姿勢を身につけることが大切です。

壁を利用して姿勢を正す場合、最初は頭の上に本などを乗せて行うと、身体が引き上がる感覚がつかみやすくなります。

また、気持ちは姿勢に影響します。「私は美しくなっている」という前向きな気持ちを持つことで、顔が上がり背筋も伸びて、より美しくなれるでしょう。

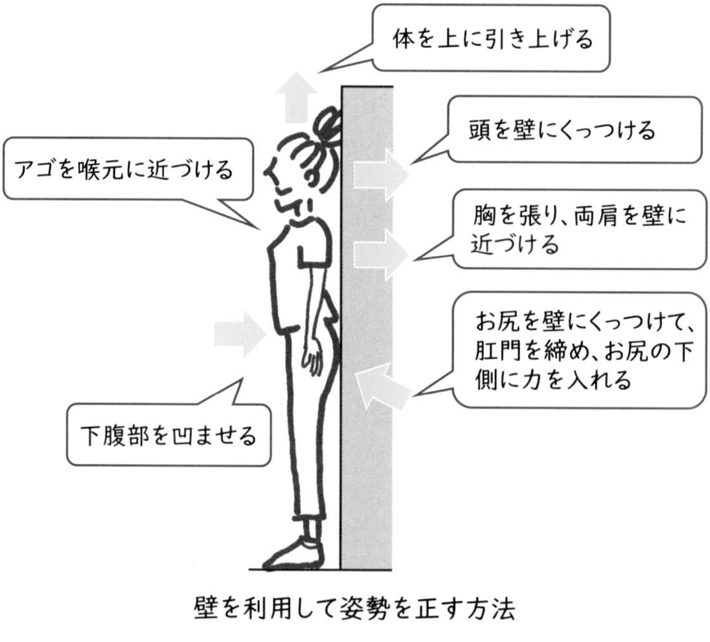

壁を利用して姿勢を正す方法

(2)正しいウォーキング

肩の力を抜いて背筋を伸ばし、下腹部を意識しながらお尻に力を入れ、踵から着地し、つま先で地面を蹴り、歩幅は大きく、大股で歩きます。

ウォーキングシューズは、靴底に厚みがあり、踵がフィットしてやや硬さがあるものを選びます。

体重60kgの場合、少し速歩で30分歩くと約135kcal消費されます。

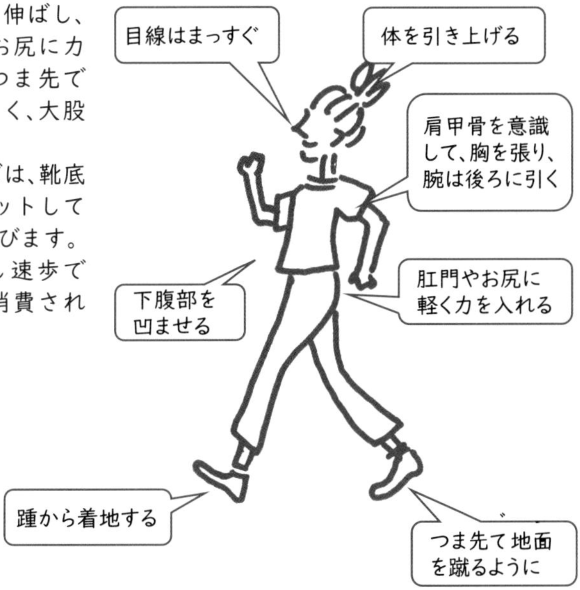

(3)正しいジョギング

ジョギングのときは、身体は上に引き上げたまま少しだけ前傾姿勢になり、おへソの位置を上へあげるように、骨盤主導で腰を高く意識し、足を体の真下に着地します。

ジョギングシューズは、足の甲の部分は伸縮性があってフィット感があり、靴底が厚くクッション性が高く、踵をしっかり包み込み安定感のあるものを選びます。

ストレッチやウォーキングを行ってからジョギングし、走る速さは「少し息が上がる」程度にします。

体重が60kgの場合、軽めのジョギング30分で約190kcal消費されます。

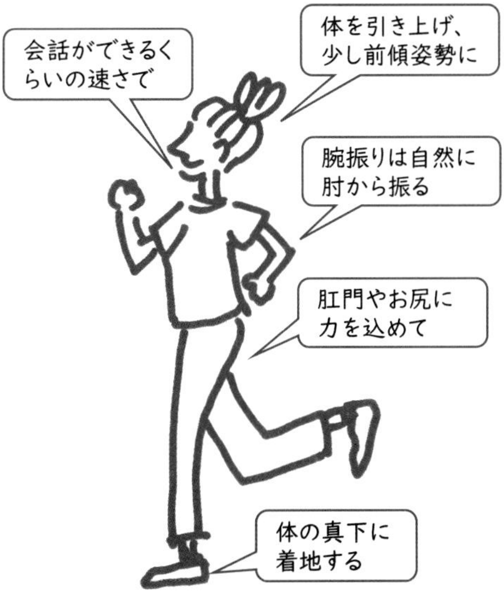

2.毎日どこでもできる運動

日常の空き時間を利用して、1日に20〜30回から始めましょう。腰痛や膝痛などがある人は、整形外科医と相談のうえ、負担のない運動をしましょう。

①つま先立ち(ふくらはぎ)
背筋真っすぐ立ち、お腹とお尻に力を入れ、踵をできるだけ上げます。

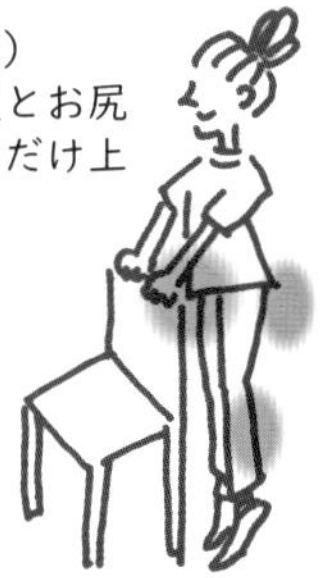

②足上げ(大臀筋)
お腹に力を入れ、膝を伸ばして片足立ちをし、お尻に力を入れながら、もう一方の足を後ろへヒップアップ。

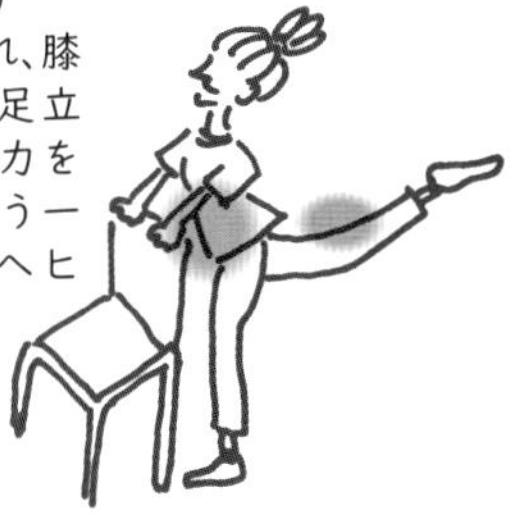

③両脚クロス(腹筋・内もも)
両脚を交互にクロスし、上側の足を重りとして、下側の足を上下させます。 後ろへ倒れないように腹筋使って。

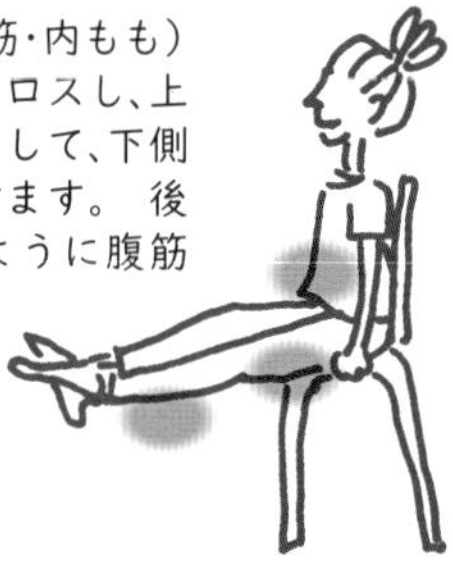

④肩甲骨体操
(肩周囲・背筋)
肘を顔の前から、肩の外へと、肩甲骨を意識して開きます。

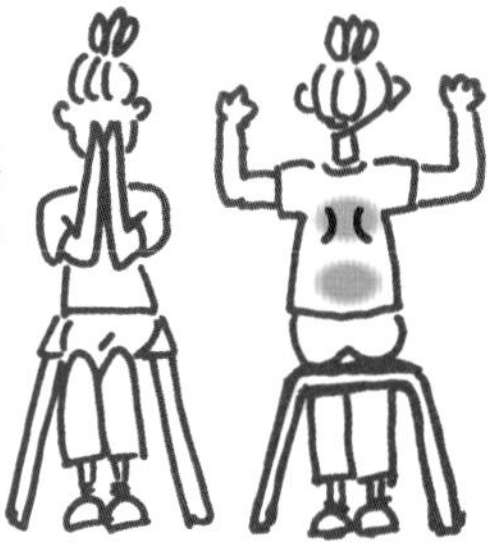

⑤仰向け腕立て(胸筋・二の腕)
椅子に浅く腰かけ、両腕でイスを持ち、足を伸ばし仰向けの状態になる。腰を浮かせて、肘の屈伸で上半身を上下させます。体が前倒しにならないように。

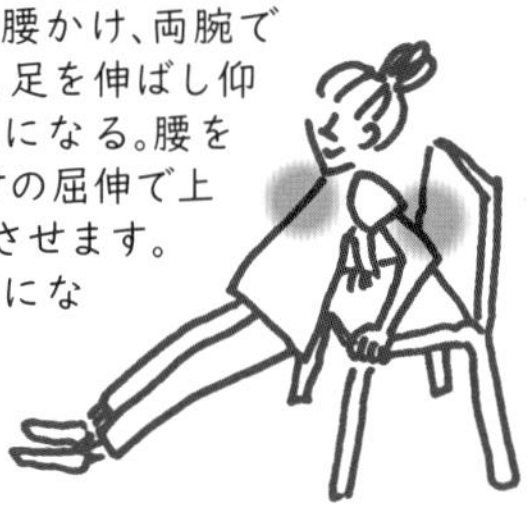

※ペットボトルを使った軽い二の腕筋トレは、肘が開かないように、反対の手で肘を押さえ、ペットボトルを逆手に持ち、肘から下だけを背中側へ屈曲させます。

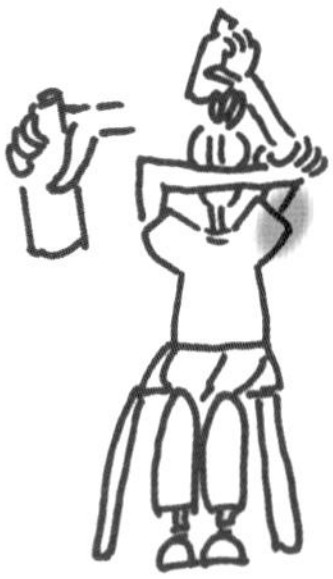

⑥スクワット
(太もも・大臀筋)
足を組んだまま、椅子から立ち、座ります。

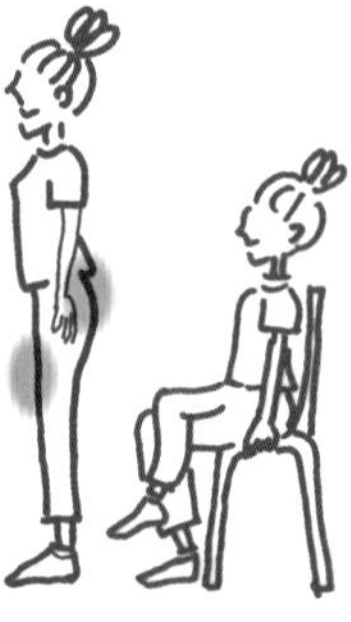

※椅子を使わず、両足を開いてのスクワットは内ももに効きます。腰かける感じで、つま先より膝が前に出ないように。

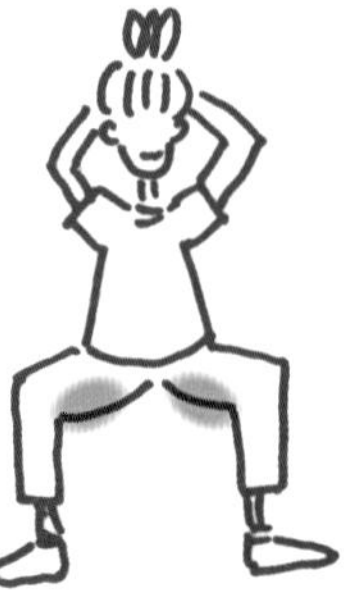

⑦壁押し（腹筋、背筋、大臀筋）

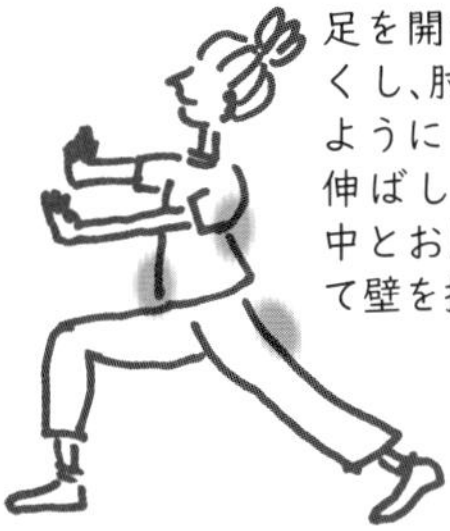

足を開いて姿勢を低くし、肘を曲げないようにまっすぐ腕を伸ばして、お腹と背中とお尻に力を入れて壁を押します。

⑧タオル体幹ひねり（腹斜筋）

背筋を真っすぐ伸ばし、お腹を少し凹ませたまま握ったタオルは動かさず、お尻を引く感じで、わき腹に力を入れながら、左右に体だけ回します。

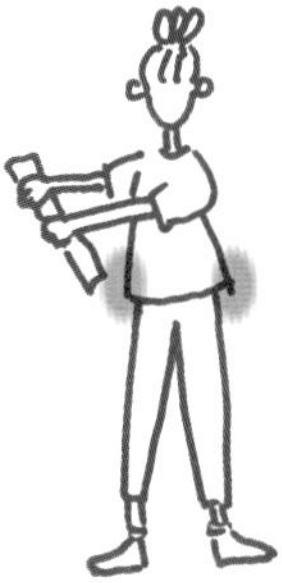

3．100kcal消費するための運動の目安

体重が60kgの場合

ゆっくりとした歩き（1秒間に1m程度）	約32分
早歩き（1秒間に1.5m程度）	約22分
ジョギング（ゆっくり）	約16分
家でできる体操や筋トレ、軽めのサイクリング	約27分
ヨガ	約38分

（厚生労働省：健康づくりのための身体活動基準2013を参考に概算）

あくまで目安であり、運動メニューの詳細により異なります。計算上では、体重が60kg未満の人は上記よりあと数分かかり、60kgより体重が多い人はかかる時間がやや短かくなります。

4．運動時の栄養補給

空腹時の運動は、筋タンパクの分解を促進しますので、控えた方が良いでしょう。食後に血糖値が高くなる人は、食後30～60分後に運動を行うことをお勧めします。

運動すると一時的に筋肉の血流量が多くなるため、運動後に出来るだけ早く（30分以内、遅くとも1～2時間以内に）栄養補給を行えば、筋タンパクがより多く合成されます。摂取するタンパク質の種類は、分岐鎖アミノ酸（BCAA）や必須アミノ酸を多く含む食べ物がなお良いでしょう。例えば、無脂肪牛乳1杯やヨーグルト1個、食事なら鶏ムネ肉50～100gや卵1個などがお勧めです。アミノ酸補給飲料でも良いでしょう。

Profile

佐藤　慶彦

Sato Yoshihiko

理学療法士。北千里　前田クリニック／名古屋大学で物理学と理学療法学を学び、総合病院に勤務。院内の緩和ケアチーム、がんリハビリテーションチーム、栄養サポートチームを経験し、腎臓病教室も担当。2019年、大阪大学医学部に編入学し、在学中に北千里前田クリニックに入職。医学部ではがんゲノムに関して研究中。20歳よりダンスを始め、2010年に千葉県にある大手テーマパークのキャラクターオーディションに合格。

ミモザ祭りで有名な *Mandelieu-la-Napoule*

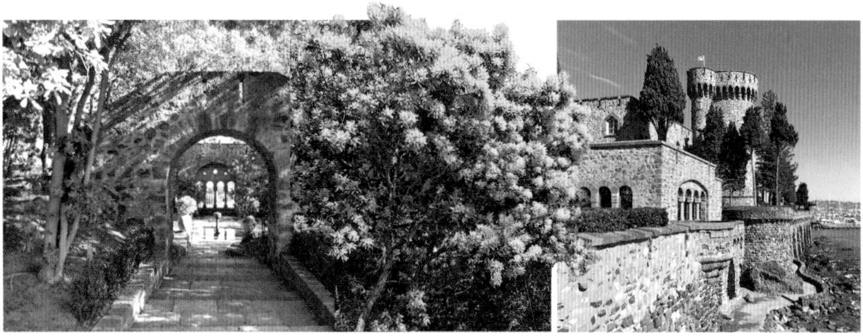

　春の訪れを祝い2月中旬に毎年行われるミモザ祭りには、数トンのミモザの花で山車が造られます。週末のパレードの花合戦では、投げられたミモザの花を分け合いながら、みんなで幸せも分かち合います。

　ミモザ祭りの道を進むと、カンヌ湾岸沿いに14世紀に建てられたChâteau de La Napoule(ナプール城)があります。美しいフランス庭園に囲まれ、どこか懐かしい、私の大好きなお城です。庭園は無料、城内は有料ガイド付きで入場ができ、お城の持ち主であった芸術家夫妻HenryとMarieの像が玄関で迎えてくれます。お天気が良ければ、風に当たりながら、お城周辺の海沿いをどこまでもお散歩したくなるような素敵な場所です。

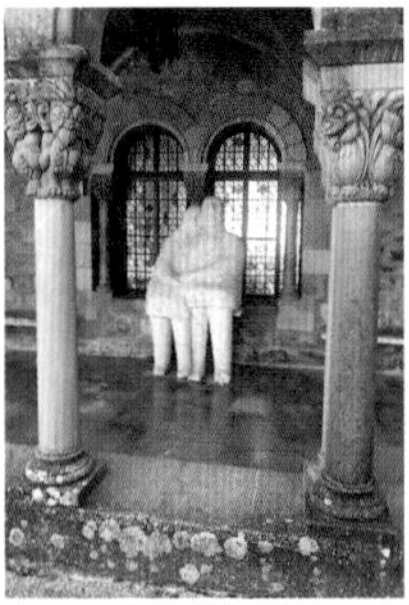
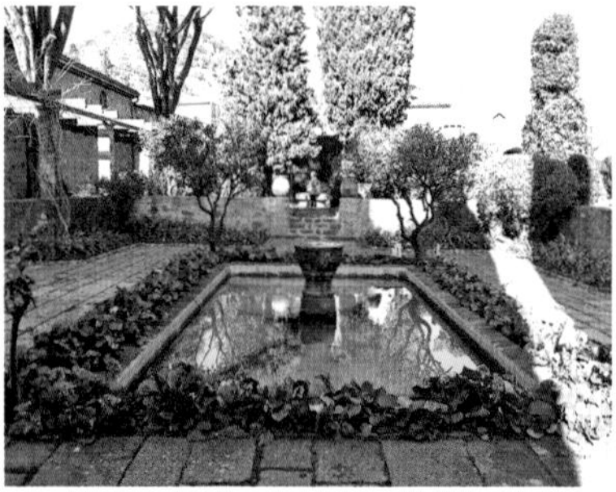
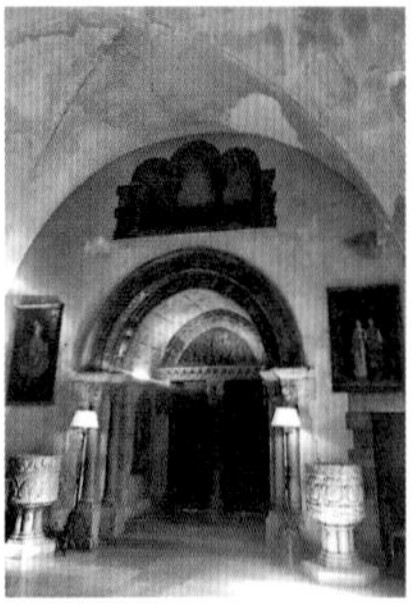

Chapter 7

7

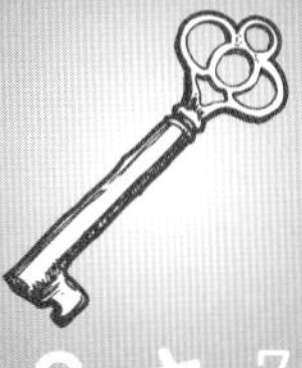

7つめの鍵：体に良い食事をイメージする

さぁ、始めましょう。
2週間マイナス1kg ダイエットプログラム

“2週間マイナス1kgダイエットプログラム”は、北千里前田クリニック院長前田和久医師が推奨するハーバード食事ピラミッドとアンセル・キーズ博士が提唱された地中海式ダイエットを参考に、筆者の臨床経験をもとに考案したプログラムです。

ここでは、実践するための具体的な1週間分のレシピを示しています。朝食の主食は満足感が得られる未精製穀類、おかずは簡単に準備できて満腹感が得られるものにしました。昼食は、あえてコンビニやスーパーで購入できるお弁当やおにぎり、お惣菜などで組み合わせました。夕食は、1食に必要な栄養素を1杯のスープに入れた“スープ de ダイエット”のレシピです。

このダイエットプログラムには、おやつは含まれていません。おやつを食べたい場合は100kcalまでとし、食べた後は100kcalの運動を必ず行ってください。成果を出すためには、今日起きたことは今日のうちに解決することが大切です。

まずは、2週間、具体的に毎日3食何を食べようか、実践に向けて、“体に良い食事をイメージする”ことが「7つめの鍵」です。

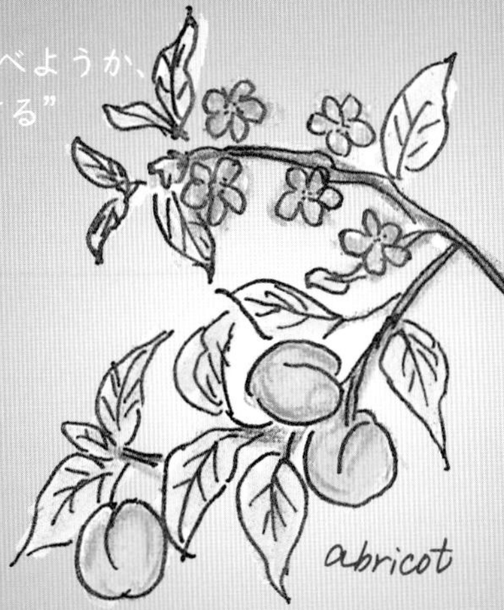

1.体重を減らすためには

体重の増減は、摂取するカロリーで決まります。体重を減らすということは、今食べている摂取カロリーを減らすか、体内の消費カロリーを増やすかのどちらかです。しかも、それを毎日続けた結果によって、体重は減るのです。

人が1kgの脂肪を燃やすためには約7,000kcalが必要と言われています。2週間で1kg減量するためには、現在食べている1日のカロリーから毎日平均500kcalを引く必要があります。

※注釈)現在、体重が増加している人は、増加分のカロリーも引かなければなりません(P.17参照)。

−1kg=7000kcal
7000kcal÷14日間(2週間)
=1日に減らすべきカロリー −500 kcal

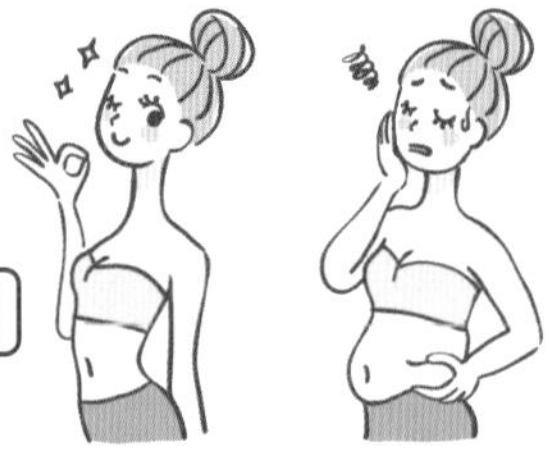

体重60kgの30歳女性が1日500kcalを運動で消費しようとすると…

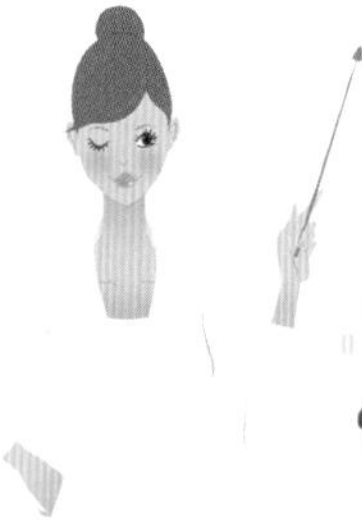

運動で毎日500kcalを消費するのはかなり難しいですね。
であれば、運動は代謝を上げて脂肪を筋肉に変えることを目的とし、毎日の食事で確実にカロリーを減らしましょう。

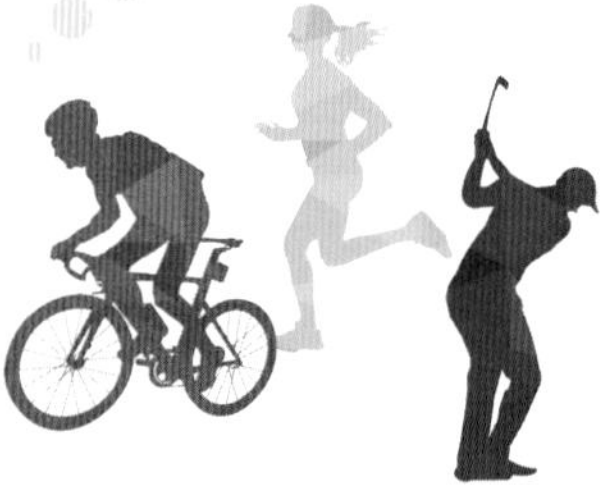

ストレッチ・ヨガ	**360分**
ウォーキング	**120分**
エアロビックダンス	**100分**
ジョギング	**80分**
自転車	**90分**
階段昇降	**70分**
山登り	**85分**
ゴルフ	**160分**
卓球	**180分**
バドミントン	**160分**
平泳ぎ	**60分**

現在、朝食を欠食している人は、無理に朝食を食べる必要はありませんが、夕食にスープダイエットを始めると朝は空腹感を感じるようになります。

そうなったら思うツボ、200kcalの主食と300kcalのおかずを決めて、朝から1日のリズムを作りましょう。

1週間7日間のうち、5日間は本書に記したレシピに準じて食事し、週2日は自由に好きなものが食べられます。ただし、自由に食べる2日間はどれだけ食べても良いということではなく、自由に選べてもカロリーはプログラムと同じくらいにセーブします。頑張って減らした1kgは簡単に1～2日で元に戻り、その後増えた体重のほとんどは体脂肪として蓄えられますので、リバウンドをしないようにすることが大切です。

2日間を自由にする理由は、このプログラムを修了した後に、自ら適切な食事の選択ができるようになることと、減量によるストレスを軽くするためです。頑張った5日間が無駄にならないように、通常食べていた食事より-500kcalの範囲で自由な2日間を過ごしてください。

～リバウンドしないための、ホップ、ステップ、ジャンプ～

STEP1 2週間
最初が肝心。この2週間は減量の成功体験を得て達成感を持つことが目的です。2週間だけと思って取り組み、必ず結果を出してください。

STEP2 3～4週
1ヵ月で目に見える-2kgの減量を実感し、徐々に活動量を増やす時期です。日々の中で1駅歩いたり、お出かけを増やしましょう。

STEP3 2～3ヶ月
3カ月続けたら-6kgも夢ではありません。ここで油断は禁物です。この体重を上限とし、一度食生活を見直し、現状維持に留めるのか、さらに体重を減らすのかを決めて、再スタートしましょう。

3カ月くらいで習慣化しますので、あとはご自分の強い意志で続けることです。

～失敗しないダイエットのコツ～

①必ず、体重を測って記録する
②毎回の主食の量を一定に(200kcal)
③間食やジュースは、摂らないか、運動でその分消費するかを選択する
④揚げ物は食べない
⑤硬さで、満足感を得る
⑥自然のサプリ、両手いっぱいの野菜でカサ増し、満腹感を得る

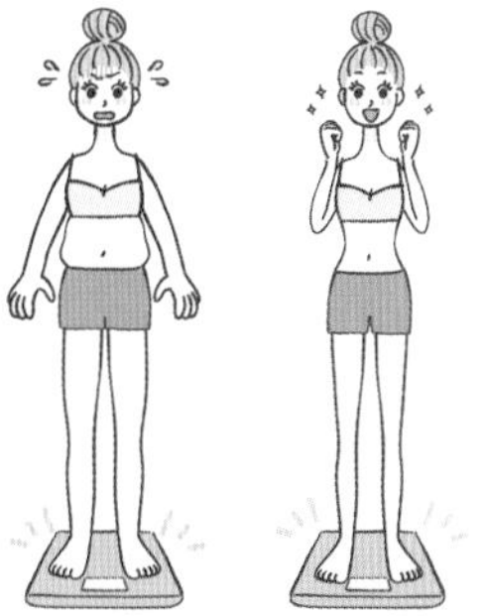

2.朝ごはん500kcal、カラダ元気、美ボディメイク、何作る？

朝は忙しくて作れない！っと思っている方、作らなくても食材の選択と量の目安を参考にしてください。できそうなレシピが見つかったら、それをアレンジするだけでOKです。

好きな主食200kcalを選び、残りの300kcalでおかずを準備します。まずは150〜200kcalのタンパク質源を決めます。肉・魚・大豆なら50g、卵1個、豆腐は150gがタンパク質7〜8gになります。これを2つもしくは2倍選ぶと、タンパク質14〜15g。ご飯の(4g)とその他からで、1食20g前後のタンパク質が摂れます。残りの100kcalで野菜やキノコ、海藻、50kcalで果物を摂りましょう。

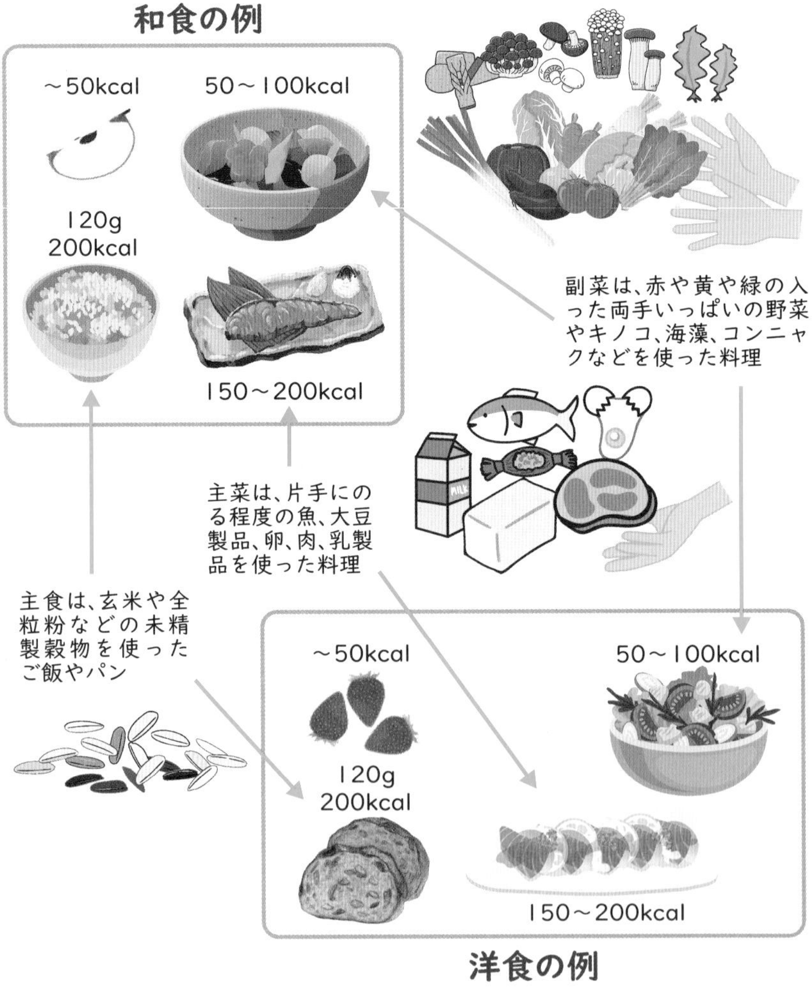

野菜が美味しくて止まらない、食べる生ドレッシング

カラダが喜ぶ、刻んだ野菜と混ぜるだけの生ドレッシング(各5回分)

野菜を食べた方が良いことはわかっているけど、ドレッシングはダメなんでしょ？

ドレッシングの役割って何でしょう？ダイエットのときには油を気にしてダメ、血糖値が高いときには砂糖を気にしてダメ、血圧の高いときには塩分を気にしてダメ、いつも口をそろえて呪文のように"控えめに!!"。だったら、かけて利益になる、低脂肪、低糖質、減塩の美味しいドレッシングを作っちゃいましょう。刻んだ野菜をたくさん入れて作るラビゴットソース(ravigote sauce)の由来は、フランス語で'ravigoter'。英語では'refresh'、日本語では'元気にさせる'という意味です。美味しすぎて元気が出る魔法のドレッシングをどうぞ。

生ドレッシングのベースとなる材料

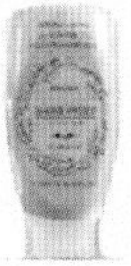

エムワンスィート40ml
食べても良い甘味

レモン汁50ml
香りが良い酸味

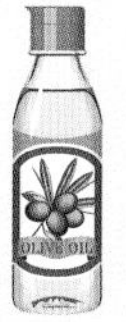

オリーブ油30ml
食べた方が良い油

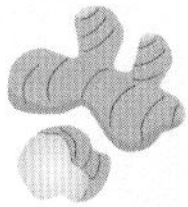

刻み生姜
小さじ1

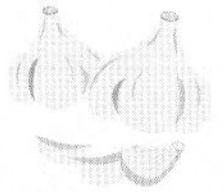

刻みニンニク
小さじ1

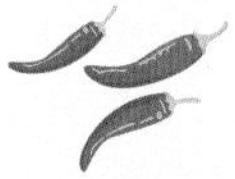

鷹の爪
お好みで

ベースの材料を泡だて器で合わせるかボトルに入れて振ります。
※ベースは2週間ほど冷蔵保存可能です。

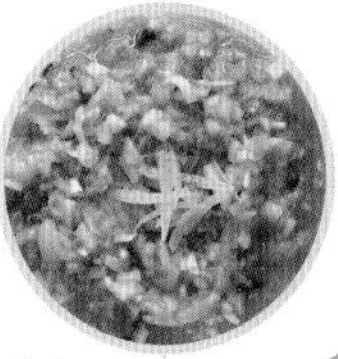

おろし

大根おろし300g
アサツキ50g
すりゴマ20g
醤油30g
柚子の皮少々

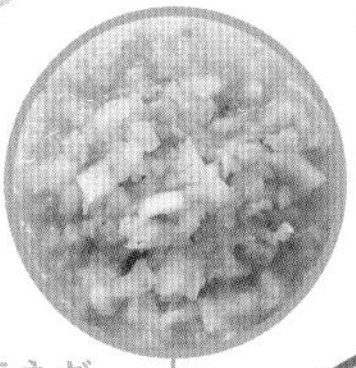

玉ネギ

玉ネギ250g
セロリ50g
クルミ20g
塩2.5g
(小さじ1/2)
パセリ少々
クミン少々

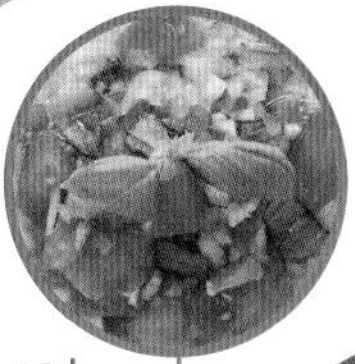

トマト

角切りトマト200g
赤玉ネギ100g
セロリ50g
塩2.5g
(小さじ1/2)
バジル少々

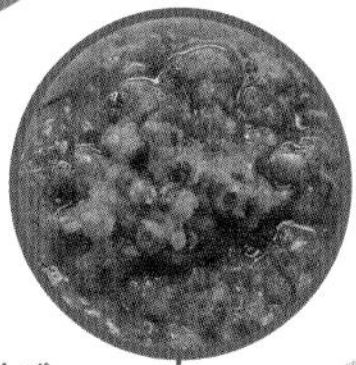

味噌

白ネギ200g
炒めた椎茸100g
米味噌30g
すりゴマ20g
柚子の皮20g

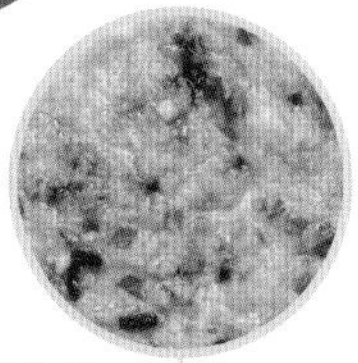

とろろ

とろろ芋300g
だし醤油15g
刻み塩昆布10g
葱100g
削り節少々

<作り方>

①どのドレッシングをつくるのかを決めます。
②トマトは2cm角に切り、長芋と大根はすりおろし、その他の材料はみじん切りにします。
③それぞれの材料にベースを30ml混ぜ、30分ほど冷蔵庫で冷やします。

※冷蔵庫にある食材で、自分流にいろいろアレンジしてみてください。

1.豆腐と三つ葉の浸し汁、玉ネギ生ドレッシングかけトマトサラダ

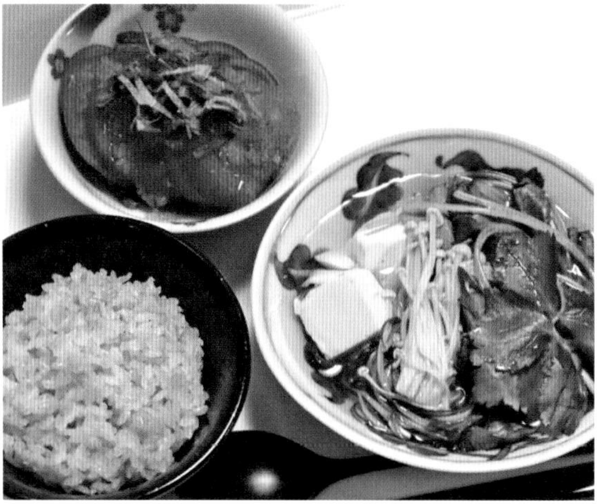

エネルギー	423kcal
タンパク質	18.7g
脂質	11.6g
糖質	54.2g
コレステロール	1mg
塩分	0.7g

●玄米ご飯　120g

●豆腐と三つ葉の浸し汁

<材料>

水……………………………150ml
だし醤油…………………2.5g(小さじ1.2)
千切り生姜………………少々
刻み昆布…………………３g(ひとつまみ)
エノキ茸…………………50g
絹ごし豆腐………………200g
三つ葉……………………50g(１束)

<作り方>

① 耐熱容器に水、だし醤油、千切り生姜、刻み昆布、エノキ茸を入れ、ラップをして電子レンジで3分加熱します。
② 4つに切った豆腐と洗って根を切った三つ葉を入れて、再度ラップをして電子レンジで2分加熱します。

●玉ネギ生ドレッシングかけトマトサラダ

<材料>

トマト……………………100g(中1個)
玉ネギ生ドレッシング…30g(大さじ２)
すりゴマ…………………３g(小さじ1)
大葉………………………３g(３枚)

<作り方>

① 冷えたトマトを半分に切ってスライスします。
② トマトを器に盛り、玉ネギ生ドレッシングをかけ、すりゴマと千切りした大葉をのせます。

ひとくちメモ

※浸し汁の代わりに貝割れ大根をのせた冷奴、サラダが面倒ならプチトマト5個でもOK。
※生姜は購入したら皮をむいてスライスし、千切りにしてラップに広げ、クルクル巻いて冷凍すると便利。

2.豚ロースピカタのレタス巻き、キャロットラペ

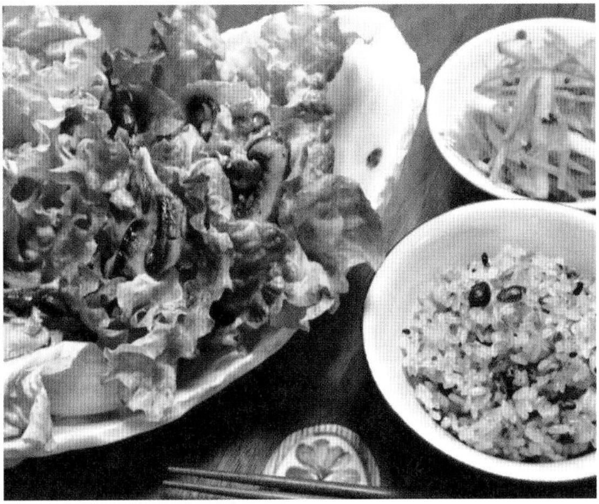

エネルギー	487kcal
タンパク質	20.4g
脂質	17.9g
糖質	73.4g
コレステロール	283mg
塩分	1.5g

●雑穀ご飯　120g

●豚ロースピカタのレタス巻き

<材料>

ニンニク……………………1/2かけ
マッシュルーム…………6個
豚ロース肉スライス……40g
塩・粗びき黒胡椒………少々
溶き卵………………………1/2個分
焼肉のたれ………………10g(小さじ2)
サニーレタス……………2枚

<作り方>

①ニンニク、マッシュルームはスライスにし、豚肉は3cm幅に切り塩・黒胡椒します。
②フライパンにニンニクとマッシュルームを入れて炒め取り出します。豚肉を重ならないように広げて焼き、ニンニクとマッシュルームを乗せて、溶き卵を流し入れ、仕上げに焼肉のたれで味付けします。
③焼けたら、適当な大きさにちぎったサニーレタスに巻いて食べます。

●キャロットラペ(人参サラダ)

<材料>

人参…………………………80g
リンゴ………………………30g
クルミ………………………5g
生ドレッシングベース……大さじ1
粒マスタード………………小さじ1
塩……………………………ひとつまみ
クミンパウダー……………少々

<作り方>

①人参、リンゴを細切りにし、クルミは粗く砕きます。
②ボウルに生ドレッシングベース大さじ2、粒マスタード、塩、クミンパウダーを入れて混ぜ合わせ、①を和えます。

ひとくちメモ

※人参はチーズグレーター(チーズおろし器)でおろすと味が馴染みやすくなります。その場合、水っぽくなりますので水気を軽く絞って和えます。

3.鮭のホイル焼き、春菊のスピード白和え

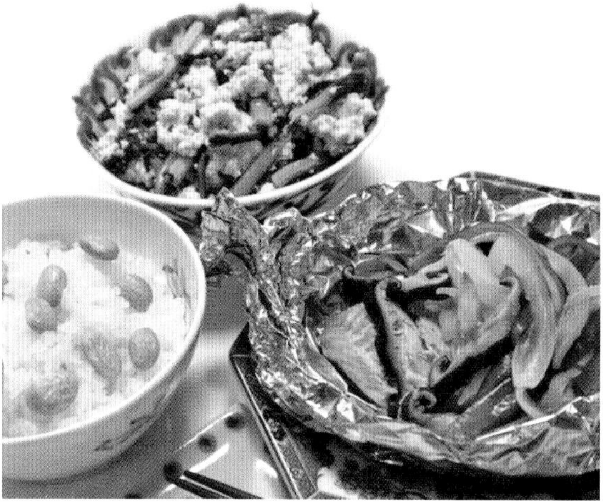

エネルギー	465kcal
タンパク質	34.2g
脂質	11.2g
糖質	47.2g
コレステロール	48mg
塩分	1.5g

●枝豆ご飯　120g

●鮭のホイル焼き

＜材料＞

生鮭……………………80g
酒………………………大さじ1
玉ネギ…………………1/2個
椎茸……………………2枚
ピーマン………………1個
醤油……………………小さじ1

＜作り方＞

①生鮭に酒をふっておきます。
②玉ネギはスライス、椎茸、ピーマンは細切りにします。
③アルミホイルに生鮭の皮を下にしておき、②の野菜をのせ、醤油をかけて包み、魚焼き器かオーブントースターで15分焼きます。

●春菊のスピード白和え

＜材料＞

春菊……………………100g
豆腐……………………100g
つゆの素………………小さじ2
すりゴマ………………小さじ1

＜作り方＞

①春菊は洗ってラップで包み、電子レンジで1分加熱し、流水に取り、冷めたら絞って3㎝幅に切ります。
②豆腐の水気を切ってつぶし、つゆの素、すりゴマをよく混ぜます。
③①の春菊と②を和えます。

ひとくちメモ

※電子レンジで調理する場合には、アルミホイルを使用せず、電子レンジ用フタ付き容器に入れて加熱します。
※フタ付きのフライパンで蒸し焼きにもできます。

4.鶏ササ身の中華風煮浸し、ピーマンのじゃこ炒め

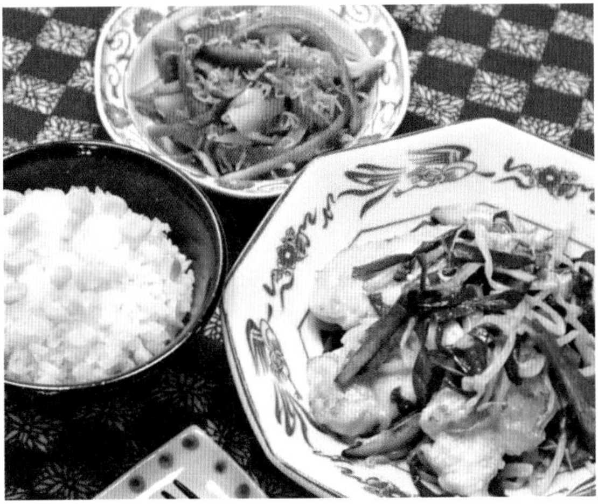

エネルギー	397kcal
タンパク質	32.4g
脂質	6.5g
糖質	41.8g
コレステロール	159mg
塩分	1.6g

●トウモロコシご飯
120g

●鶏ササ身の中華風煮浸し

＜材料＞

鶏ササ身……………………80g
酒……………………………大さじ1
片栗粉………………………3g
千切り生姜…………………少々
ニラ…………………………50g(1束)
椎茸…………………………50g
モヤシ………………………100g
だし醤油……………………小さじ2
ゴマ油………………………小さじ1

＜作り方＞

①鶏ササ身の筋を取り包丁で開いて包丁の背でたたき、3㎝幅に切って酒をふり、片栗粉をまぶしておきます。
②ニラは3㎝幅、椎茸はスライスにします。
③フライパンに①の鶏ササ身を並べ、生姜、ニラ、椎茸、モヤシをのせ、だし醤油をかけてフタをし、5分煮てゴマ油をかけ5分そのまま浸しておきます。

●ピーマンのじゃこ炒め

＜材料＞

青ピーマン…………………60g
赤パプリカ…………………30g
黄パプリカ…………………30g
ちりめんじゃこ……………10g

＜作り方＞

①ピーマン、赤・黄パプリカを千切りにして炒め、ちりめんじゃこを混ぜます。

ひとくちメモ

※鶏ササ身や鶏ムネ肉は、少量の片栗粉をまぶして加熱するとしっとり軟らかくできます。
※お好みでラー油をかけても美味しいです。

5.すき焼き煮、彩り野菜のピクルス

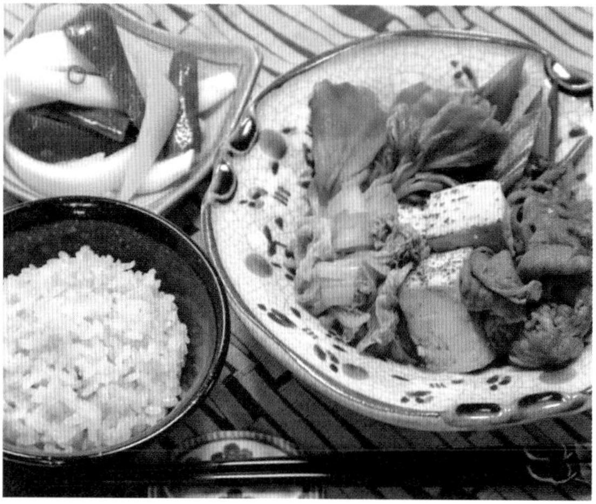

エネルギー	490kcal
タンパク質	23.1g
脂質	13.6g
糖質	75.9g
コレステロール	36mg
塩分	1.4g

●玄米ご飯　120g

●すき焼き煮

＜材料＞

焼き豆腐……………………70g
白菜の葉……………………100g
舞茸…………………………50g
青ネギ………………………50g
牛もも肉スライス………40g
千切り生姜…………………少々
すき焼きのたれ…………大さじ2

＜作り方＞

①焼き豆腐は4cm角、白菜の葉は3cm幅、舞茸は石付きを切り落とし半分に切り、青ネギは斜め切りにします。

②熱したフライパンに青ネギ、牛肉、生姜を入れて焼き、すき焼きのたれ大さじ1をかけます。

③牛肉に火が通ったら①を加えて、残りのすき焼きのたれを回し入れ、フタをして3分加熱します。

●彩り野菜のピクルス（常備菜）

＜材料＞

玉ネギ………………………50g（1/4個）
赤パプリカ…………………40g
黄パプリカ…………………40g
白菜のじく…………………40g
キュウリ……………………50g
生ドレッシングベース…大さじ1
塩……………………………ひとつまみ

＜作り方＞

①玉ネギ、パプリカ、白菜のじく、キュウリは太めの細切りにし、すべての野菜をジップロックに入れて塩ひとつまみをふり15分おきます。

②野菜から出た水を捨てて生ドレッシングベースを入れ、冷蔵庫で15分おきます。

ひとくちメモ

※常備菜とは、酢漬けなど時間のある時に作って冷蔵庫で保存する副菜のことです。

※市販の合わせ酢や寿司酢を使う場合には、砂糖や塩が多く含まれているものもあります。必ず食品表示を確認してからご購入ください。

6.ガーリックトースト、ニース風サラダ、フルーツヨーグルト

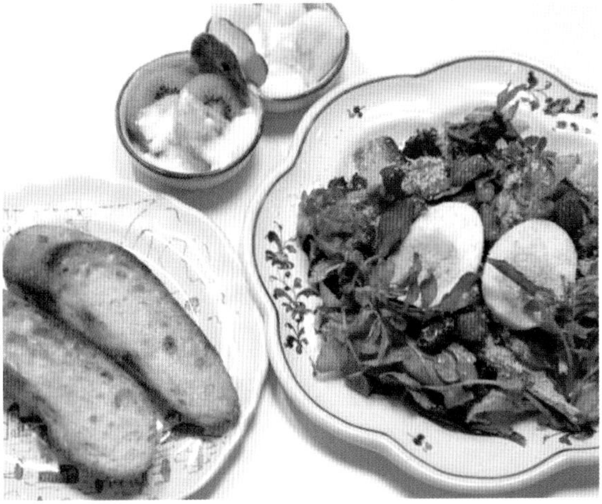

エネルギー	499kcal
タンパク質	22.1g
脂質	24.4g
糖質	53.5g
コレステロール	263mg
塩分	1.8g

●ニース風サラダ

＜材料＞

サニーレタス……………………2枚
クレソン…………………………50g
ルッコラ…………………………50g
ゆで卵……………………………1個
オイルサーディン………………20g
オイル漬けオリーブの実……3個
パルメザン粉チーズ…………適宜
トマトの生ドレッシング……大さじ2

＜作り方＞

①葉野菜は食べやすい大きさにちぎり、ゆで卵は4つに切り、オリーブの実は輪切りにします。
②器に彩りよく盛り合わせてオイルサーディンをのせ、粉チーズとドレッシングをかけます。

ひとくちメモ
※バルサミコ酢をふっても美味しいです。

●フルーツヨーグルト

＜材料＞

バナナ……………………………1/3本
キウイフルーツ…………1/2個
低脂肪無糖ヨーグルト…大さじ3

＜作り方＞

①バナナ、キウイフルーツを食べやすい大きさに切り、ヨーグルトをのせます。

●ガーリックトースト

＜材料＞

フランスパン(1㎝厚み斜め切り)…2枚
ニンニク……………………………適宜
エゴマ油……………………………小さじ2

＜作り方＞

①フランスパンにニンニクを塗ってトーストし、エゴマ油をかけます。

ひとくちメモ
※トマトの生ドレッシングをのせてブルスケッタにしても美味しいです。

7.ツナサラダサンド、ラタトゥイユ、リンゴ

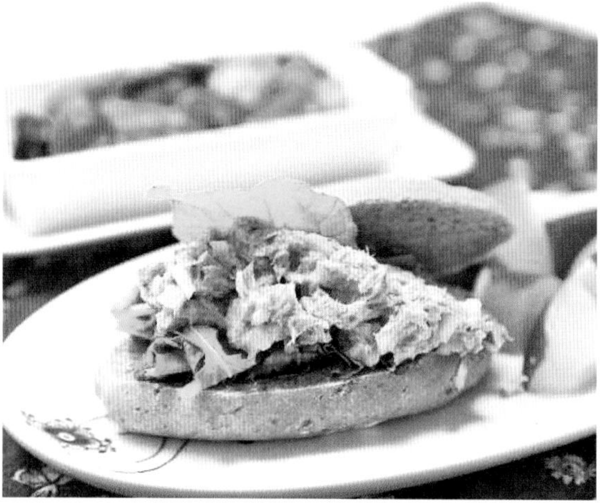

エネルギー	479kcal
タンパク質	23.6g
脂質	17.1g
糖質	70.7g
コレステロール	27mg
塩分	1.7g

●ツナサラダサンド

<材料>

LOCAパン………………1個
ツナフレーク……………60g
玉ネギのみじん切り……大さじ2
マヨネーズ………………大さじ1
粗びき黒胡椒……………適宜
ルッコラ…………………50g

<作り方>

①ツナ、玉ネギ、マヨネーズ、黒胡椒を混ぜます。
②パンの横に切れ目を入れ、ルッコラを軽く炒めるかレンジで30秒加熱し、①とともに挟みます。

●フルーツ

<材料>

リンゴ…………………1/4

●ラタトゥイユ(常備菜)

<材料>

オリーブ油………………小さじ1
刻みニンニク……………ひとかけ
玉ネギ……………………50g
人参………………………30g
ズッキーニ………………30g
ナス………………………50g
赤パプリカ………………30g
黄パプリカ………………30g
トマトペースト…………30g
コンソメ顆粒……………2g
お湯………………………100mL
ローズマリー……………適宜

<作り方>

①野菜はすべて角切りにします。
②フライパンにオリーブ油とニンニクを入れて火にかけ、香りが立ってきたら、玉ねぎを透き通るまで炒めます。
③人参、ズッキーニ、ナス、パプリカを入れてしんなりするまでさらに炒め、トマトペーストを加えます。
④コンソメ顆粒、お湯、ローズマリーを入れて、15分煮詰めます。

8.スモークサーモンとチーズのサンド、グリーンサラダ、オレンジ

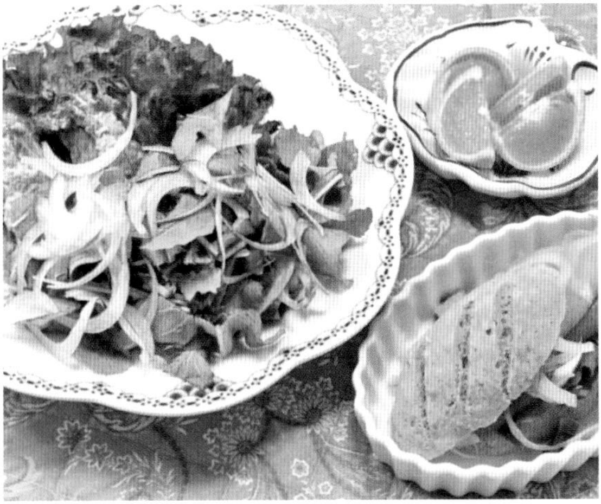

エネルギー	494kcal
タンパク質	29.5g
脂質	21.1g
糖質	58.2g
コレステロール	36mg
塩分	1.9g

●グリーンサラダ

＜材料＞

サニーレタス……………50g
ルッコラ…………………50g
クレソン…………………50g
紫玉ネギ…………………30g
おろし生ドレッシング…40g

＜作り方＞

①葉野菜は食べやすい大きさにちぎり、紫玉ネギはスライスします。
②器に盛り付け、おろし生ドレッシングをかけます。

●フルーツ

＜材料＞

オレンジ…………………1/2

●スモークサーモンとチーズのサンド

＜材料＞

LOCAパン………………1個
スモークサーモン………30g
モッツアレラチーズ……20g
トマト……………………50g
ルッコラ…………………40g
紫玉ねぎ…………………10g
オリーブ油………………小さじ1

＜作り方＞

①モッツァレラチーズとトマトは5㎜幅、ルッコラは5㎝幅に切り、紫玉ネギはスライスします。
②パンの横に切れ目を入れ、具を挟み、オリーブ油をかけます。

9.グリルチキンサンド、キヌアのサラダ、キウイフルーツ

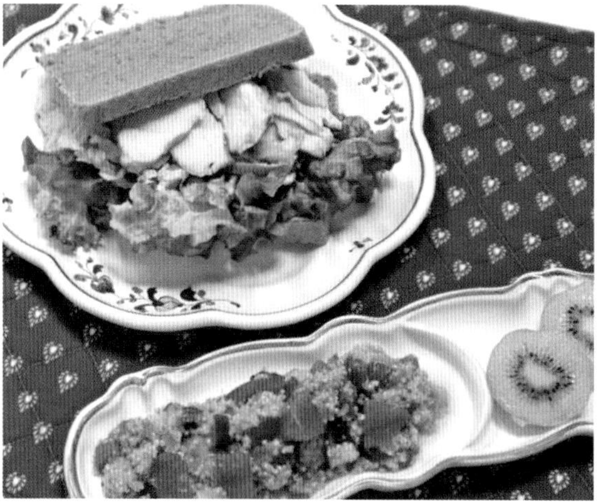

エネルギー	493kcal
タンパク質	39.7g
脂質	6.8g
糖質	89.7g
コレステロール	87mg
塩分	1.6g

●キヌアのタブレサラダ(常備菜)

<材料>

キヌア……………………20g
水…………………………60mL
セロリ……………………30g
キュウリ…………………50g
トマト……………………100g
バジル……………………３枚
玉ねぎ生ドレッシング…大さじ２

<作り方>

①キヌアは水60mLで10分ほど煮て5分蒸らし、粗熱を取ります。
②セロリ、キュウリ、トマトは角切り、バジルはみじん切りにします。
③ボウルにすべての材料を合わせ、冷蔵庫で10分おきます。
※5倍の量で作って常備すると便利です。

●フルーツ

<材料>

キウイフルーツ…………1/2

●グリルチキンサンド

<材料>

ライ麦パン薄切り２枚…80g
鶏ムネ肉…………………80g
おろしニンニク………少々
おろし生姜……………少々
味噌……………………小さじ１
エムワンスィート……小さじ１
片栗粉…………………３g
サニーレタス……………２枚
味噌生ドレッシング……大さじ１

<作り方>

①鶏ムネ肉は観音開きにし、包丁の背でたたき、ニンニク、生姜、味噌、エムワンスィートを合わせてもみ込み、片栗粉をふり混ぜて漬け込みます。
②フライパンで、漬け込んだ①の鶏ムネ肉の皮を下にして強火で焼き、焦げ目がついたらひっくり返してフタをし、火が通るまで5～6分焼きます。
③パンの横に切れ目を入れ、サニーレタスと薄切りにした鶏ムネ肉を挟みます。

10.フレンチトースト、豆腐のサラダ、いちご

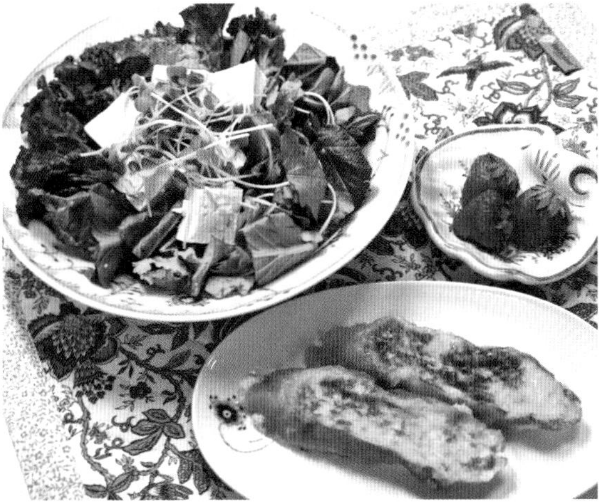

エネルギー	485kcal
タンパク質	24.1g
脂質	17.1g
糖質	62.1g
コレステロール	263mg
塩分	1.2g

●フレンチトースト

＜材料＞

フランスパン
（1cm厚み斜め切り）………2枚
卵……………………………1個
牛乳…………………………100mL
エムワンスィート…………大さじ1
バニラビーンズ……………適宜
オリーブ油…………………小さじ1
バター………………………3g

＜作り方＞

①卵、牛乳、エムワンスィート、バニラビーンズをボウルに溶き、パンを浸しておきます。

②フライパンにオリーブ油を熱し、①の両面を焼き、仕上げにバターを加えてさらに加熱し、香りをつけます。

ひとくちメモ

※バニラビーンズは包丁で縦に切れ目を入れて種をこそげ取り、種を使います。

●豆腐のサラダ

＜材料＞

豆腐………………………100g
サニーレタス……………3枚
ルッコラ…………………50g
小松菜……………………50g
貝割れ大根………………20g
とろろ生ドレッシング…大さじ2

＜作り方＞

①豆腐は水を切り、4㎝角に切っておきます。

②サニーレタス、ルッコラ、小松菜は食べやすい大きさに切り、貝割れ大根は石付きを切り落として半分に切ります。

③葉野菜、豆腐、貝割れ大根の順に器に盛り、とろろ生ドレッシングをかけます。

●フルーツ

＜材料＞

イチゴ……………………3個

3.昼ごはん500kcal、コンビニ、スーパーで何買うの？

肥満やメタボリック症候群で栄養指導を受けている人の中には、コンビニやスーパーでお弁当やお惣菜を購入されるケースが多いため、昼食は、あえて調理済み食品の選び方、組み合わせ方について提案します。

①買い物の基本的な考え方

各枠の中から1つずつ選び、お金の計算をする前にカロリー計算をして、合計500kcal以下になるように合わせます。どうしてもデザートが欲しくなったら、黄色の枠の主食と交換し、500kcal以内に納めます。

糖質とタンパク質が一品で摂れる「握り寿司、親子丼、牛丼など」は、小盛など400kcalを目安にし、野菜でもう1品プラスします。

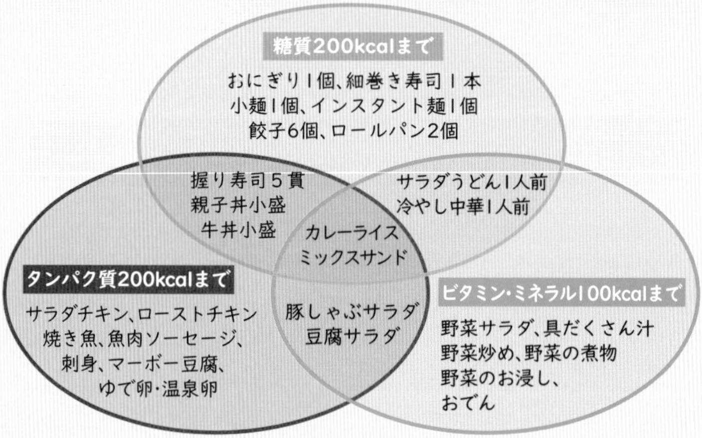

いつも食べているものを思い出してみましょう

1回に食べていた量を思い出してみましょう

「もの」を変えるのか、「量」を減らすのかを決めましょう

満腹感（カサ）と満足感（硬さ）が増やせるものをプラスしてみましょう

②こんな組み合わせにしてはいかがでしょうか？

今まで食べていたお昼ごはんを今日からきっぱり、すべてを変えることはできないと思います。まずは、今まで食べていたものを自覚することから始めましょう。

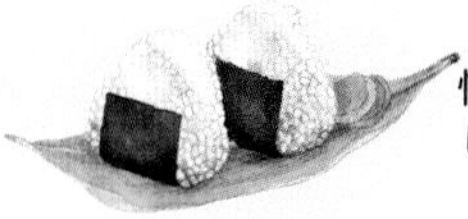

忙しくて、おにぎり2個しか食べていない人

おにぎり1個と具たくさん野菜スープに温泉卵、カットワカメを入れて栄養バランスを

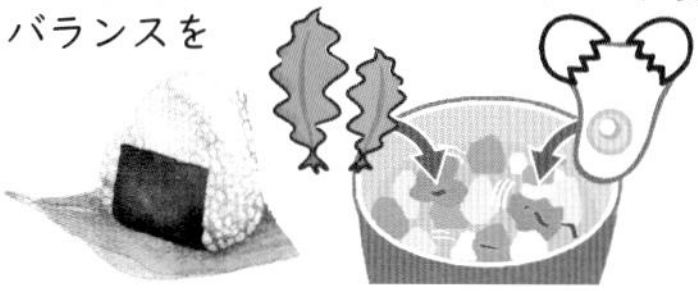

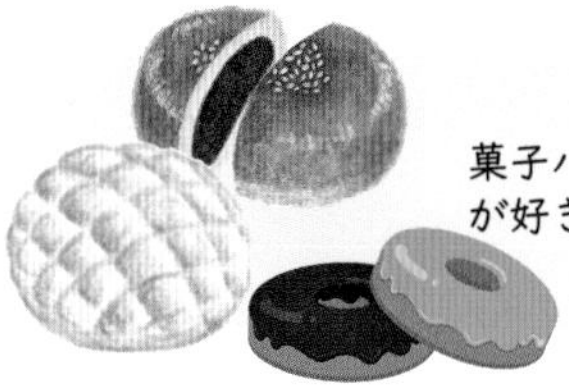

菓子パン・甘いデザートが好きな人

甘いパンもデザートも食べたいときはカロリーの範囲内で

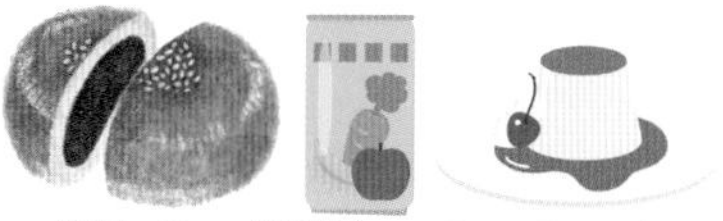

菓子パン 250kcal　野菜ジュース 100kcal　スィーツ 150kcal

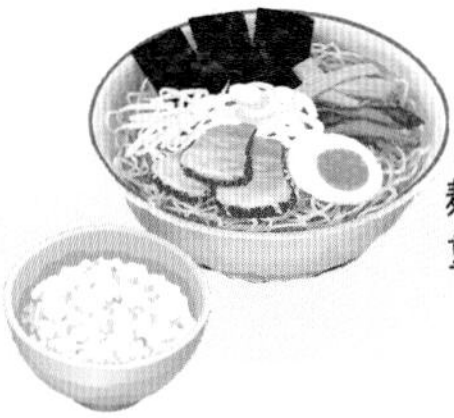

麺類が好きで、主食の重ね食べをしている人

肉・野菜・きのこ炒めを乗せ、ご飯を豆腐に変える

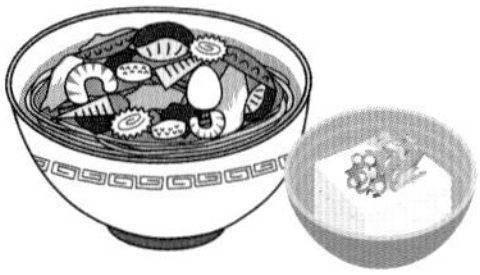

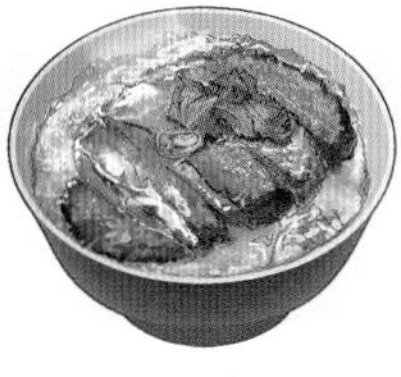

丼物が好きな人

揚げ物や肉の丼物を減らして魚介の丼物へ

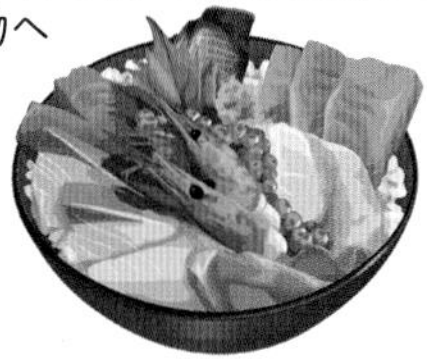

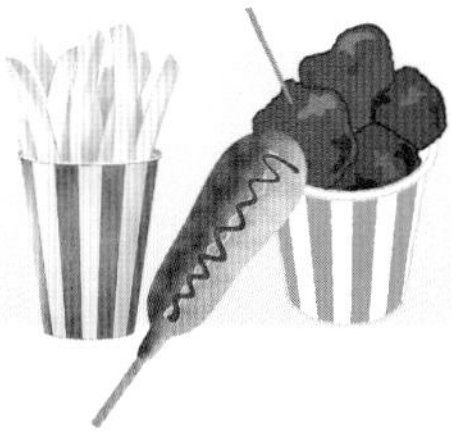

どうしてもレジ横の揚げ物が食べたい人

揚げ物はどれか1つにし、サラダとプレーンパンをプラス

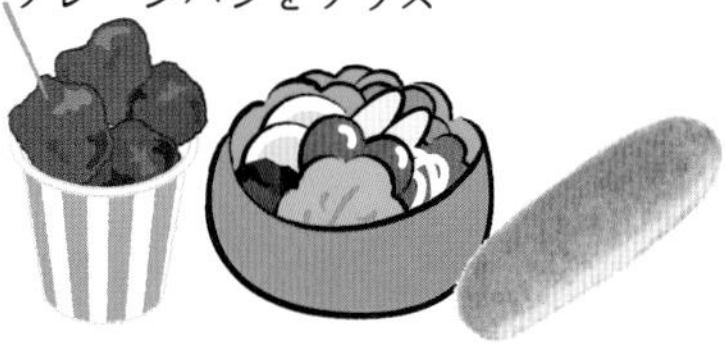

③コンビニ商品で、簡単レシピ

昼ごはん　コンビニやスーパーで買える簡単メニュー

包装がされているものには必ず食品表示が書いてあります。じろじろ見るのはお店に悪いと思う必要は全くありません。原材料名と栄養成分を書くことがなぜ国で定められているのか、それは消費者である皆様にご覧になっていただき、健康に役立ててもらうためです。金額を計算する前に、1食当たり500kcal、タンパク質20gを目標に栄養計算してから、お買い物をしましょう。

いろいろなパターンを用意しましたので、参考にしてください。

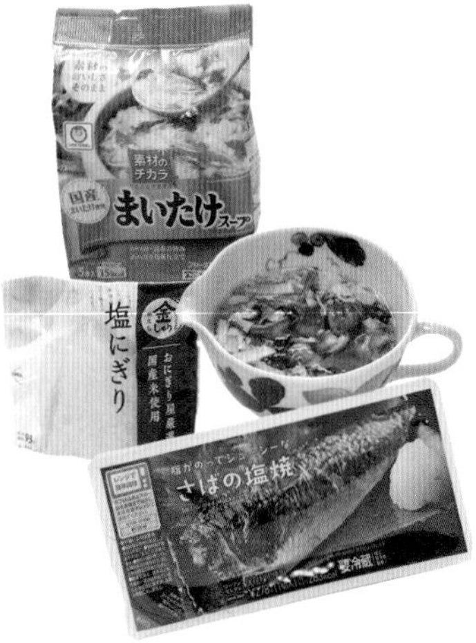

1.和食を食べたい
まいたけスープ、さばの塩焼き、塩おにぎり

	エネルギー kcal	タンパク質 g	脂　質 g	炭水化物 g	食塩相当量 g
舞茸スープ	15	1	0.4	1.8	1.1
サバの塩焼き	283	17	23.9	0	1.0
塩おにぎり	202	3.4	0.5	46.2	0.8
合計	**500**	**21.4**	**24.8**	**48**	**2.9**

満腹感が欲しいときには、舞茸スープのお湯を250mLに増やし、その中に塩にぎりを入れて3分待てば、即席雑炊がつくれます。

2.インスタントラーメンを選ぶならノンフライ麺、物足りない時にデザートを選ぶとしたら、麺職人ノンフライ麺、6品目の野菜炒め(電子レンジ加熱)、サラダシーチキン、杏仁豆腐白桃

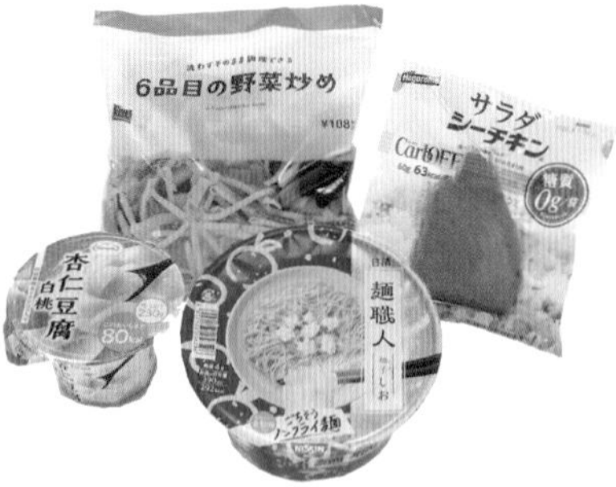

	エネルギー kcal	タンパク質 g	脂　質 g	炭水化物 g	食塩相当量 g
麺職人ノンフライ麺 柚子しお	292	7.2	6.2	51.8	4.6
6種類の野菜炒め	59	3.6	0.5	13.3	0
サラダシーチキン	63	15.0	0.1	0.0	0.6
杏仁豆腐　白桃	80	0.4	3.2	29.7	0.2
合計	**494**	**26.2**	**10.0**	**94.8**	**5.4**

※ラーメンの汁を半分残せば、食塩3.1gに

カット野菜を電子レンジでチンして、インスタント麺に乗せたり、小松菜やレタス、ルッコラなど生で食べられる葉野菜はカットしてそのまま入れてお湯を注げばすぐに食べられます。乾燥カットワカメだけでも入れましょう。

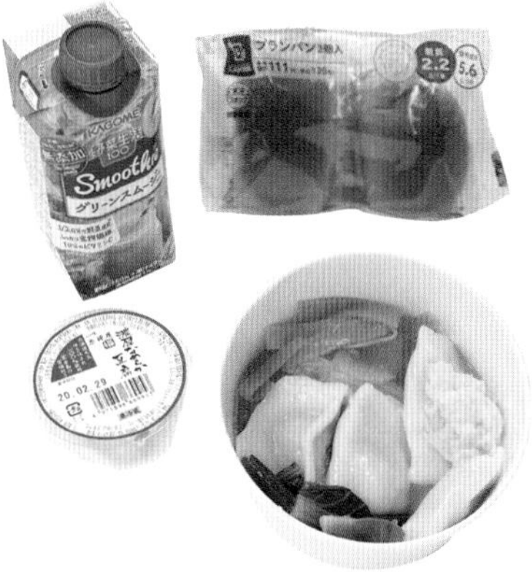

3．不足しがちな栄養素を飲み物と豆腐で補う。
グリーンスムージー、水餃子の中華スープ、濃厚なめらか豆腐、ブランパン

	エネルギー kcal	タンパク質 g	脂質 g	炭水化物 g	食塩相当量 g
11種類の国産野菜グリーンスムージー	87	0.8	0.2	20.6	0.1
生姜香る！もちもち水餃子の中華スープ	179	9.8	7.8	17.4	1.3
濃厚なめらか豆腐150g	86	8.4	3.5	5.3	0.6
ブランパン2個入	130	10.2	5.4	15.6	0.4
合計	482	29.2	16.9	58.9	2.4

豆腐を中華スープに入れて食べれば、塩分を足さなくてもよくなります。

4．デザート中心でお昼をすませたい
めかぶスープ、ほぐしサラダチキン、レトルト麦ごはん、シャインマスカットゼリー、プチチーズスフレ

	エネルギー kcal	タンパク質 g	脂質 g	炭水化物 g	食塩相当量 g
めかぶスープ（1食あたり）	16	0.8	0.4	2.2	1.1
ほぐしチキン	92	20.9	0.9	0.0	1.2
麦ごはん 150g	210	4.2	0.0	44.7	0.0
濃いシャインマスカットゼリー	0.0	0.0	0.0	8.2	0.1
プチチーズスフレ3個入	213	5.1	12.9	19.5	0.3
合計	**531**	**31.0**	**14.2**	**74.6**	**2.6**

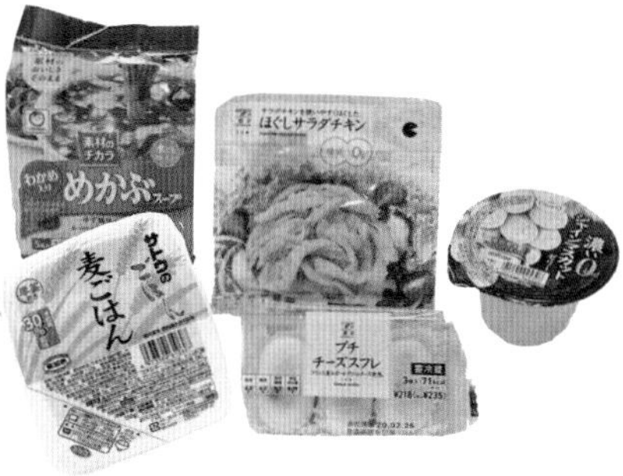

ほぐしチキンだけでは食べにくい場合には、めかぶスープに入れると良いでしょう。

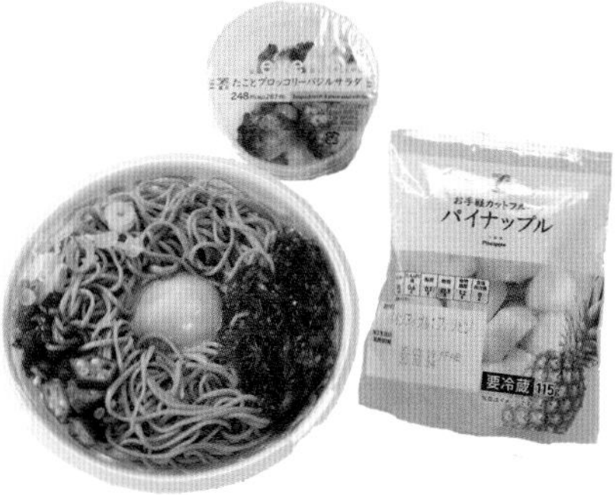

5．麺を食べるならお薦めは蕎麦
タコとブロッコリーバジルサラダ、めかぶと卵のねばねば蕎麦、カットパイナップル

	エネルギー kcal	タンパク質 g	脂質 g	炭水化物 g	食塩相当量 g
たことブロッコリーバジルサラダ	95	5.9	4.6	8.6	1.1
めかぶとたまごのねばねば蕎麦	285	23.1	4.7	39.9	4.4
パインアップル	61	0.7	0.1	15.8	0.0
合計	**441**	**29.7**	**9.4**	**64.3**	**5.5**

※蕎麦の汁を半分残せば、食塩3.3gに

麺類には食塩が4〜6g含まれているものが多いです。焼うどんや焼きそば、パスタなどの炒め物は塩分を除くことができませんが、汁物を選べば、汁を飲まないようにすることで、摂取する塩分を減らせます。

4.晩ごはん500kcal、スープ de ベジーダイエット

野菜には、細胞内の化学反応に必要な酵素、補酵素としての役割を持つビタミンやミネラル、腸内環境に働く食物繊維が豊富に含まれています。また、野菜の色や香り、辛味成分は、抗酸化作用のあるフィトケミカル。まさに「食べる薬」そのものです。

暑い夏には、紫外線から身を守るために皮に強い抗酸化力のポリフェノールを多く含んだ野菜が収穫でき、体のほてりを抑え体を冷やしてくれるキュウリ、トマト、ナスなどの野菜も豊富です。

秋には、寒い冬に負けないように、免疫力を高めるβグルカンを多く含むキノコがたくさん採れます。また、あかぎれや乾燥肌を治すための微量元素や良い油を多く含んだ木の実や種実類も収穫できます。

寒い冬から春にかけては、体を温める根菜類や肌の調子を整えるビタミンCが豊富な柑橘類やイチゴなど、美味しい果物もたくさんあります。

冬の食べ過ぎと運動不足で肥満や脂質異常になりがちな春には、糖やコレステロールの吸収を抑えるフコキサンチンや水溶性食物繊維フコイダンを多く含むワカメやモズク、細胞再生を助ける葉酸を多く含む海苔が採れます。

海と山河から得られる美味しい自然の恵みは良いことばかり。いっぱい食べて、キレイにやせましょう。

夕食の基本は、1食当たり、主食は未精製穀物200kcal(P.44～47参照)、野菜スープ450～500mL(100～150kcal)にタンパク質20～25gを肉、卵、魚介類、大豆製品、乳製品で100～150kcal加えます。飲酒や食後にデザートが欲しい時には、主食と交換し、必ず合計500kcal以内に収めましょう。

スープ de ベジーダイエット(Soup de Vegee-Diet)のレシピ

スープに使用する野菜は、できる限り有機や減農薬のものをお薦めします。2種類以上の淡色野菜を100g、3種以上の緑黄色野菜を150g、きのこ50g、海藻2gに、ハーブやスパイスで香りを引き立たせた、植物が持つパワーとエキスがいっぱい詰まった1食約400gのスープが基本となります。

そこに、良質のタンパク源となる肉や魚介類を80～100g加えて、カロリー300kcal以下、炭水化物30g以下、タンパク質20g以上に栄養価を合わせ、飽きないように味や薬味を変えた、心と体が喜ぶ「食べる薬」のスープ。運動後の栄養補給にも適しています。

スープの基本レシピは5回分の材料を記載しています。出来上がったらジップロックMサイズか500mLが入る密閉容器に1回分ずつ小分けして冷まし、冷凍保存すると便利です。次の日に食べる分は前日の夜に冷蔵庫で解凍しておくと温めるときに時短できて便利です。

※甲状腺機能低下で、ヨウ素制限のある方は控えてください。
※ワーファリンを服用中で、ビタミン制限のある方は控えてください。
※腎機能低下で、カリウム制限のある方は控えてください。

①塩味を控えた方が美味しくなる旨味成分

汁物は塩分の過剰摂取となるので、汁を飲まないように･･･と指導されていませんか？海水を飲んで美味しいと思う人はいないでしょう。ではなぜ皆さんは濃い塩味を好むのでしょう。旨味や香りが無いから、せめて塩で味をごまかしているのではないのでしょうか。

また、小さい頃から濃い味を食べていて味覚を感知する舌にある味蕾の閾値が下がっているのかもしれません。これも老化のひとつと考えられます。なぜならば、離乳食を始めたばかりの乳幼児は大人が薄いと思う味付けですら、眉をひそめ唇をとがらせ、辛い、酸っぱいと訴えるからです。

食材の持つ旨味と香りを利用すれば、塩は邪魔になり、自然と減塩をしたくなります。

野菜にはグルタミン酸、肉や魚にはイノシン酸、キノコにはグアニル酸、貝類にはコハク酸という旨味成分が含まれています。多種多様の食材を組み合わせることにより、風味も増します。これを日本では“だし汁”といい、西洋では“ブイヨン”や“フォン”といいます。

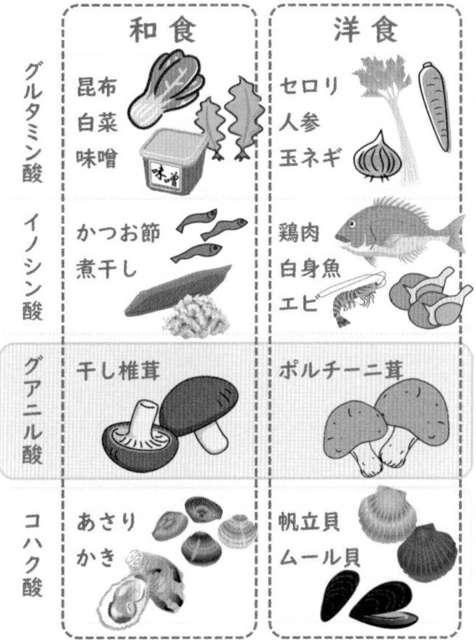

②薬味とハーブ(香草)・スパイス

古来健康のために用いられてきた薬味やハーブ(香草)、スパイス。味に深みやアクセントをつけることで香りと旨味が増し、料理の味を引き立たせます。消化促進や鎮静、抗菌などの作用を持っているものが多く、健康にも役立ちますので、上手に食事に取り入れてください。

[薬味]

ニンニク、生姜、ワサビ、大根、ネギ、玉ネギ、三つ葉、大葉、セリ、春菊、ミョウガ、貝割れ大根、山椒、柚子、カボス、スダチ、梅干し、ゴマ、クルミ、落花生、海苔、削り節、じゃこ、魚粉

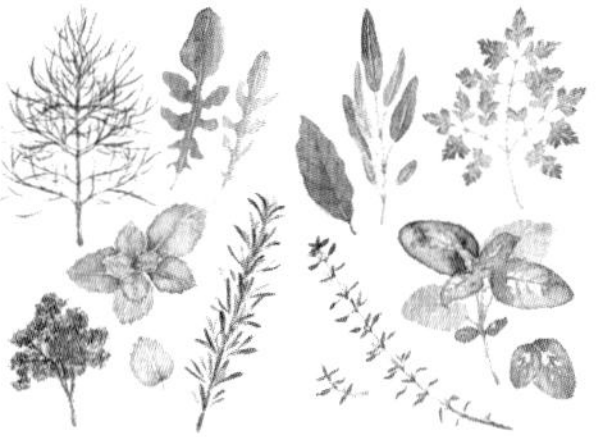

[ハーブ(香草)・スパイス(種子、果実、樹皮)]

トマト料理：オレガノ、バジル
肉料理：ローズマリー、ナツメッグ、マスタードシード、オールスパイス
魚料理：タイム、チャイブ、デイル、フェンネル、マジョラム、ローリエ、レモン
バターソース：タラゴン、セージ、パセリ
カレー：ターメリック、クミン、カルダモン、コリアンダーシード、唐辛子、ペッパー、シナモン
サラダ：クレソン、ルッコラ、コリアンダー、チャービル
お菓子：リコリス(甘草)、シナモン、バニラビーンズ、アニス
体を温める：ガーリック、ジンジャー、ペッパー、唐辛子

和風スープの基本レシピ

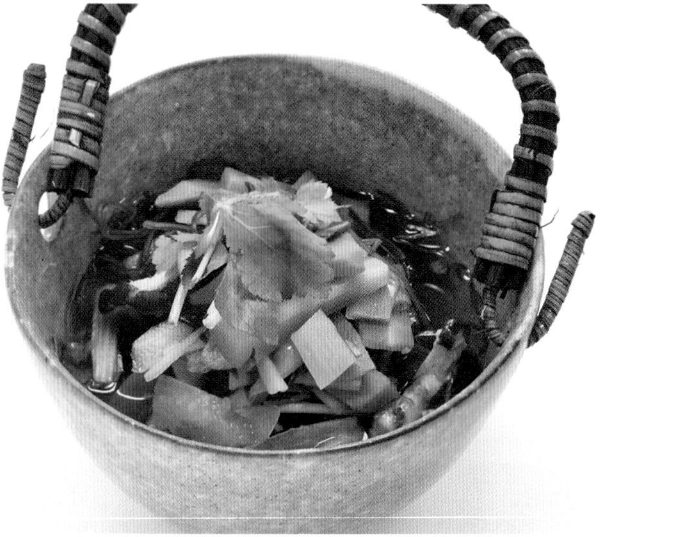

<材料(5回分)>

生姜……………………15g
ニンニク…………10g
ネギ…………………100g
刻み昆布…………10g
椎茸…………………250g
人参…………………300g
大根…………………400g
ゴボウ……………100g
水……………………750g
だし粉……………10g
みりん……………15g
白醤油……………15g
小松菜……………300g
ニラ…………………100g
三つ葉……………50g

エネルギー	93kcal
タンパク質	3.7g
脂質	0.5g
糖質	13.6g
コレステロール	0mg
塩分	0.7g

<作り方>

①生姜、ニンニクはみじん切り、刻み昆布は袋の上から手でくずし、椎茸はスライス、ネギは1cm幅に切り、人参・大根は拍子木切りまたは小さめの乱切り、ゴボウはささがきにします。
※冷凍する場合は、材料を細かく切ると良いでしょう。
②鍋に①の材料と水、だし粉、みりん、白醤油を入れ、野菜が軟らかくなるまで煮ます。
③小松菜は電子レンジで30秒加熱後に水にさらし、水気を絞って3cm幅に切ります。
④野菜が軟らかくなったらニラを5cm長さに切って入れ、火が通ったら、③の小松菜と2cm長さに切った三つ葉を入れて火を止めます。

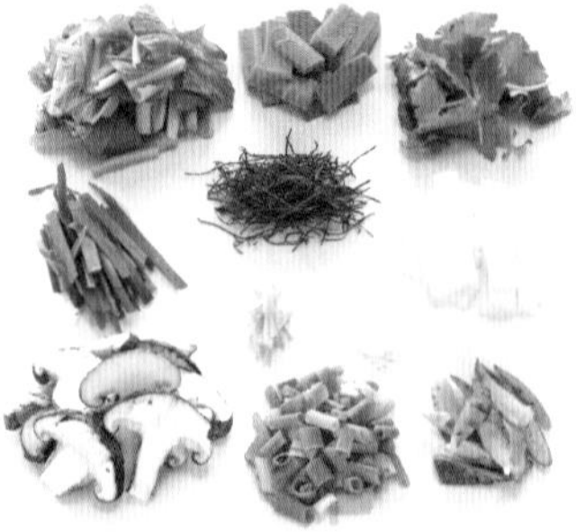

和風スープの基本レシピ

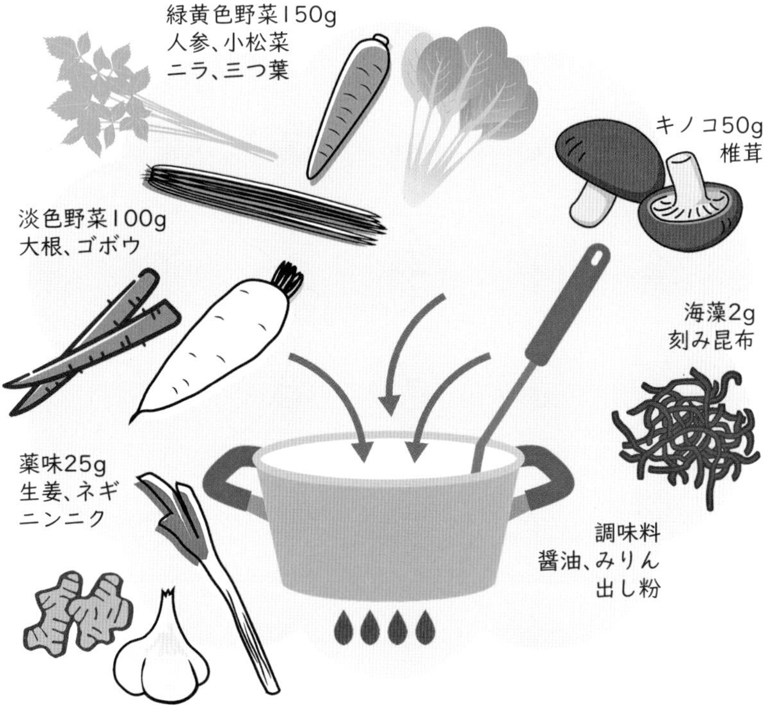

今日のスープは、何入れる？

4つのアイテムをかけ算して、バリエーションを楽しんでください。

タンパク質 約20g	鶏ムネ肉 80g	豚モモ肉スライス 100g	豆腐 200g	鯛・鮭 100g	鶏ささ身 80g	
食物繊維	エノキ茸 50g	乾燥ワカメ 2g	レンコン 50g	舞茸 50g	タケノコ 50g	アオサ 1g
薬味	薬味葱	春菊	七味唐辛子	ゴマ	柚子	大葉
味付け	基本	味噌	醤油	ゴマ油	キムチ	梅干し

1. レンコン鶏肉団子スープ

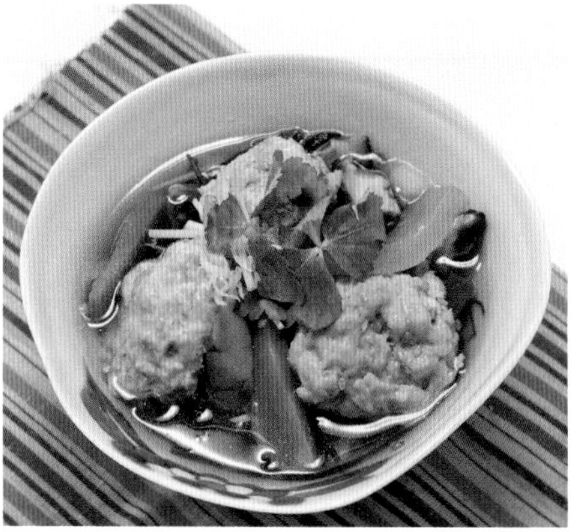

<材料>

和風スープの基本……………450g
鶏ムネ肉ミンチ………………80g
おろし生姜……………………1g
醤油……………………………小さじ1
酒………………………………小さじ1
レンコン………………………50g
細ネギ…………………………20g
片栗粉…………………………小さじ1
三つ葉…………………………10g

エネルギー247kcal　タンパク質24.3g　脂質2.1g　糖質27.7g　コレステロール58mg　塩分1.7g

<作り方>

①鶏ムネ肉ミンチ、おろし生姜、醤油、酒をよく混ぜ合わせ、おろしたレンコン、小口切りの細ネギ、片栗粉を混ぜ合わせ、良く練り、レンコン鶏肉団子を作ります。
②和風スープの基本450gを鍋で加熱し、熱くなったら①の鶏肉団子を2本のスプーンで団子にして入れ、さらに火が通るまで加熱します。
③器に盛り、1cm幅に切った三つ葉をのせます。

2. 豚汁風味噌スープ

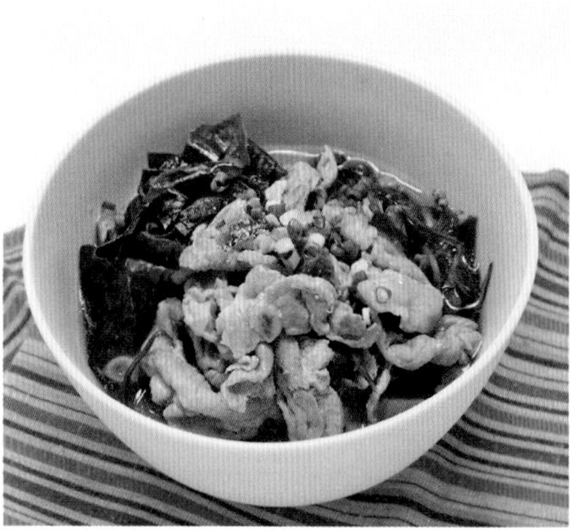

<材料>

和風スープの基本……………450g
豚モモ肉スライス……………80g
酒………………………………小さじ1/2
醤油……………………………小さじ1/2
片栗粉…………………………小さじ1
乾燥カットワカメ……………2g
味噌……………………………5g
すりゴマ………………………1g
薬味ネギ………………………5g

エネルギー281kcal　タンパク質21.8g　脂質8.5g　糖質22.7g　コレステロール56mg　塩分1.8g

<作り方>

①豚モモ肉スライスは、ひと口大に切り、酒と醤油をふって片栗粉をまぶし、フライパンで両面を焼きます。
②和風スープの基本450gを鍋で加熱し、熱くなったら①の豚肉と乾燥カットワカメを入れ、さらに火が通るまで加熱し、火を止めて味噌を溶き入れます。
③器に盛り、すりゴマと小口切りの薬味ネギをのせます。

3.豆腐のキムチスープ

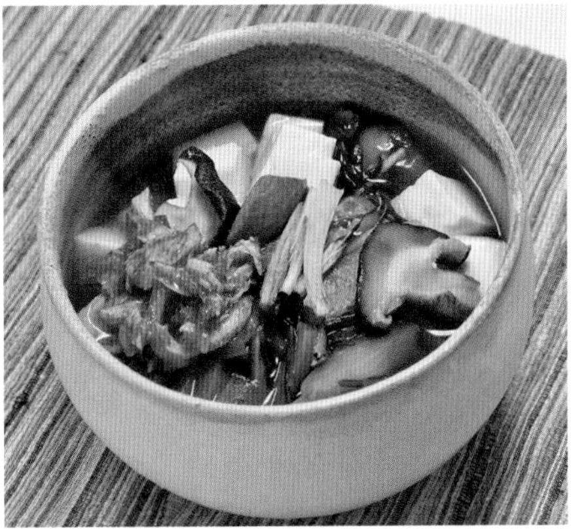

<材料>

和風スープの基本……………450g
絹ごし豆腐……………………150g
キムチ…………………………50g
タケノコ………………………50g
ゴマ油…………………………小さじ1

エネルギー258kcal　タンパク質14.9g　脂質10.0g　糖質90.3g　コレステロール2mg　塩分1.8g

<作り方>

①豆腐は食べやすい大きさに切り、キムチは3㎝幅、タケノコは拍子木切りにします。
②鍋に和風スープの基本450gと①の材料を入れ、火が通るまで加熱します。
②器に盛り、ゴマ油をかけます。

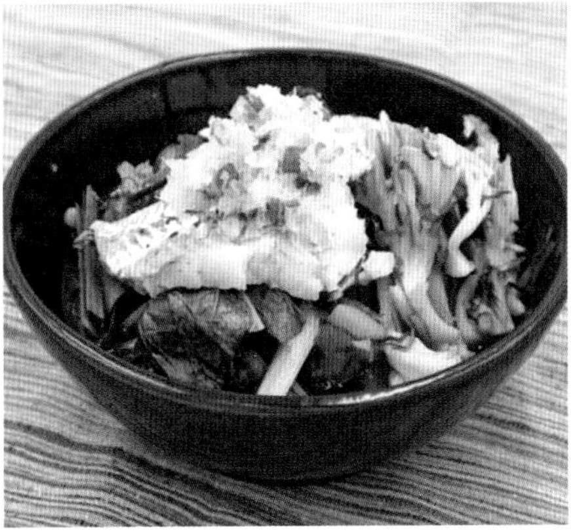

4.鯛のおろし煮スープ

<材料>

和風スープの基本……………450g
鯛………………………………100g
酒………………………………小さじ1
舞茸……………………………50g
大根……………………………100g
薬味ネギ………………………30g
柚子の皮………………………3g
七味唐辛子……………………適宜

エネルギー275kcal　タンパク質26.4g　脂質6.8g　糖質89.9g　コレステロール68mg　塩分0.8g

<作り方>

①鯛は骨を除き、ひと口大に切って酒をふり、舞茸はほぐします。
②大根はおろして小口切りにした薬味ネギと混ぜます。
③鍋に和風スープ450gの基本を入れ、①の鯛と舞茸をのせ、②の大根おろしをかけて煮ます。
④器に盛り、千切りにした柚子の皮をのせます。

5. 鮭のゴマ風味スープ

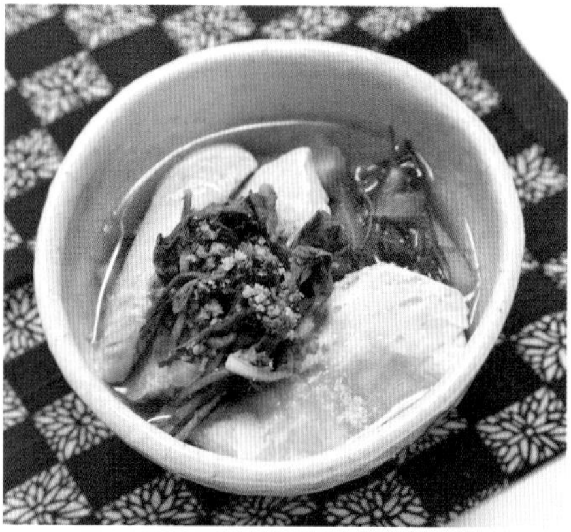

＜材料＞

和風スープの基本……………450g
生鮭……………………………100g
酒………………………………小さじ1/3
醤油……………………………小さじ1/3
春菊……………………………50g
アオサ…………………………1g
すりゴマ………………………小さじ1/2

エネルギー253kcal　タンパク質28.0g　脂質5.9g　糖質85.98g　コレステロール53mg　塩分1.1g

＜作り方＞

①生鮭は皮を除いてひと口大のそぎ切りにし、酒をふっておきます。
②春菊は洗って下茹でし（ラップに包んで30秒加熱しても良いです）、3cm幅に切ります。
③和風スープの基本450gを鍋に入れ醤油で調味し、①の生鮭、アオサをのせて火が通るまで加熱します。
④器に盛り、②の春菊とすりゴマをのせます。

6. 鶏ササ身の梅しそスープ

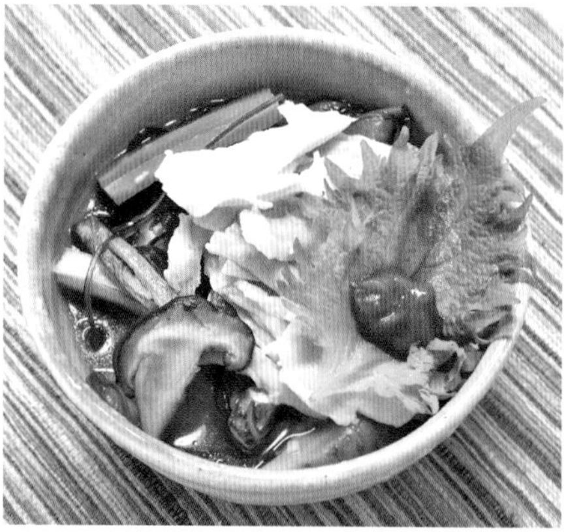

＜材料＞

和風スープの基本……………450g
鶏ササ身………………………100g(2本)
酒………………………………小さじ1
片栗粉…………………………大さじ1
エノキ茸………………………50g
大葉……………………………2g(2枚)
練梅……………………………2g

エネルギー254kcal　タンパク質29.8g　脂質1.7g　糖質94.0g　コレステロール54mg　塩分1.2g

＜作り方＞

①鶏ササ身は、筋を除いて観音開きにし、棒状に切って酒をふり、片栗粉をまぶしておきます。
②エノキ茸は、石付きを除き、半分に切ります。
③フライパンを熱し、①と②を炒めておきます。
④和風スープの基本450gを鍋で加熱し、③を入れさらに加熱します。
⑤器に盛り、大葉の千切りと練梅をのせます

美味しいもの豆知識

1.旬の食材

美味しい時期の旬の食材は、体にも心にも満足を与えてくれます。

旬	冬(12～2月)	春(3～5月)	夏(6～8月)	秋(9～11月)
魚	牡蠣、ヤリイカ、カニ、アンコウ、キンキ、キンメダイ、マサバ、マタラ、ブリ、フグ、カレイ	アサリ、ハマグリ、シジミ、サザエ、アオリイカ、サワラ、ヒラメ、タイ、アジ、シラス、メバル、カツオ	ホタテ、マダコ、シラエビ、アナゴ、アユ、イワシ、カンパチ、スズキ、アジ、ゴマサバ、マサバ、戻りカツオ、ハモ	ムール貝、スルメイカ、サンマ、サケ、サワラ、イワシ、カレイ、マサバ、アンコウ、シラス
野菜	カリフラワー、ブロッコリー、キャベツ、大根、白菜、ホウレンソウ、菜の花、水菜、小松菜、春菊、セリ、セロリ、ゴボウ、レンコン	アシタバ、アスパラガス、ウド、カブ、キクラゲ、キャベツ、グリンピース、クレソン、サヤエンドウ、玉ネギ、ニラ、三つ葉、ルッコラ、レタス	ピーマン、インゲン、枝豆、オクラ、カボチャ、キュウリ、ズッキーニ、大葉、生姜、ツルムラサキ、トウモロコシ、トマト、ナス、ゴーヤ、ミョウガ、モロヘイヤ	エノキ、エリンギ、カブ、カボチャ、銀杏、サツマイモ、里芋、椎茸、シメジ、チンゲン菜、冬瓜、長芋、ナメ茸、舞茸、人参
果物	柚子、ミカン、紅マドンナ、伊予柑、ハッサク、レモン	イチゴ、デコポン、夏ミカン、グレープフルーツ	マンゴー、梅、サクランボ、メロン、スイカ、パイナップル、ブドウ、モモ、杏	イチジク、カボス、柿、栗、スダチ、梨、リンゴ

2.無農薬野菜のおすすめ農園

農薬野菜を食べれば少しずつ体内に農薬が蓄積されてしまいます。しかし、無農薬野菜にすれば、排泄の方が上回り、体内に蓄積された農薬がデトックスされます。特に腎臓の機能が未熟な乳幼児、小学校低学年のお子さんには、無農薬野菜をお薦めします。大人が大丈夫な農薬や添加物の量でも小さな子どもの体には負担になります。

●各務原農園(岐阜県各務原市)

コバちゃんのルッコラは日本一。独自の堆肥技術でこだわりの土作り。ルッコラ、カラシ菜、ワサビ菜、小松菜などの葉物野菜をハウス栽培しているので、無農薬なのに年中一定価格で安定供給。

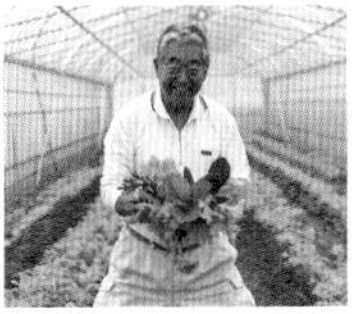

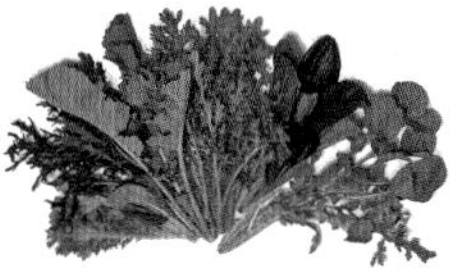

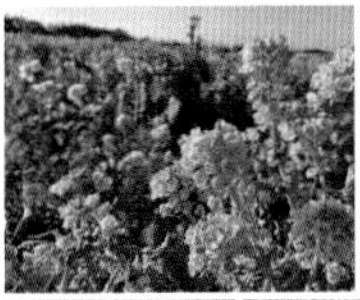

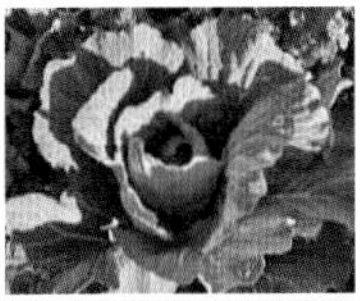

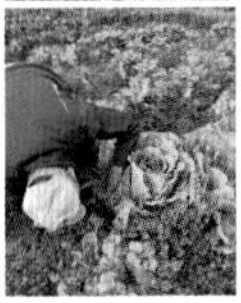

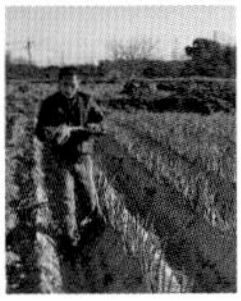

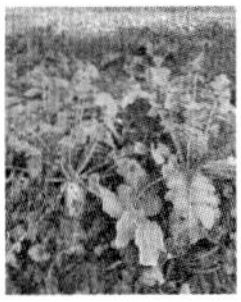

●森蔵農園(愛知県大府市)

農業を極めた森本さん。ケール、大根、サニーレタス、人参、ニラ、白菜など色とりどりの安心安全な美味しい野菜。春一番のエディブルフラワー(食用花)としてサラダを飾る菜花は少しはちみつの香りがして最高です。

洋風スープの基本レシピ

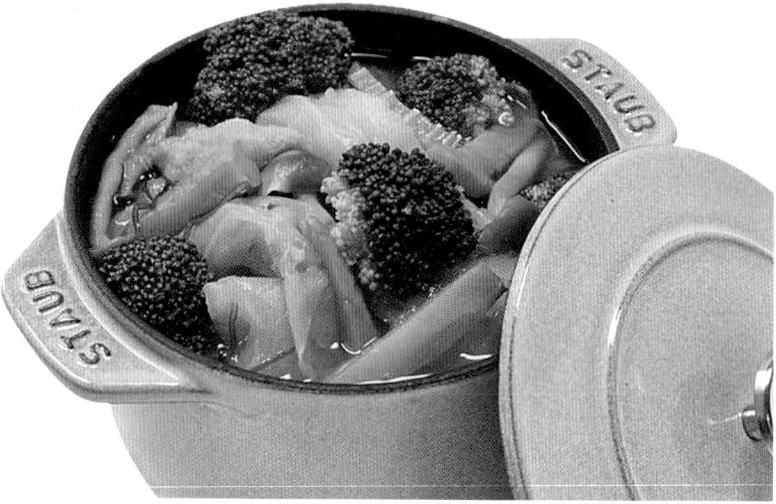

<材料(5回分)>

生姜	15g	玉ネギ	200g
ニンニク	10g	水	750g
セロリ	100g	固形コンソメ	5g
刻み昆布	10g	白ワイン	15g
シメジ	250g	コショウ	0.5g
人参	300 g	ローリエ	1枚
カボチャ	150g	唐辛子	1本
キャベツ	350g	ブロッコリー	300g

エネルギー	125kcal
タンパク質	6.4g
脂質	1.0g
糖質	17.7g
コレステロール	0mg
塩分	0.9g

<作り方>

①生姜、ニンニク、ネギはみじん切り、セロリは小口切り、刻み昆布は袋の上から手でくずし、シメジは石付きを切ってほぐし、人参は拍子木切りまたは小さめの乱切り、カボチャは3cm角、キャベツは5cm角、玉ネギはくし切りにします。

※冷凍する場合は、材料を細かく切ると良いでしょう。

②鍋に①の材料と水、固形コンソメ、白ワイン、コショウ、ローリエ、種を除いた唐辛子を入れ、野菜が軟らかくなるまで煮ます。

③ブロッコリーは電子レンジで30秒加熱後に水にさらし、水気を切り、小房に分けておきます。

④野菜が軟らかくなったら③のブロッコリーを入れて火を止めます。

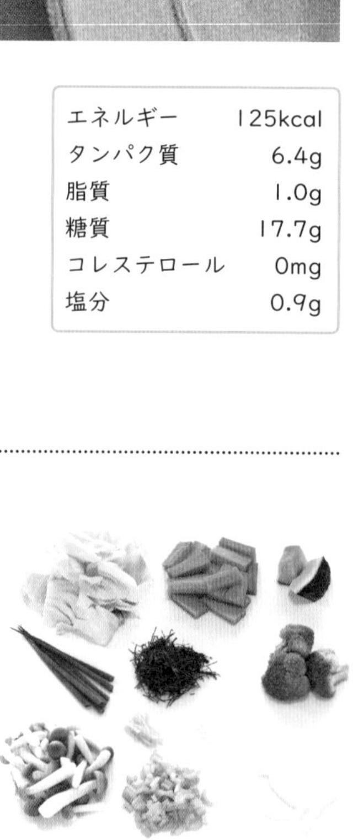

洋風スープの基本レシピ

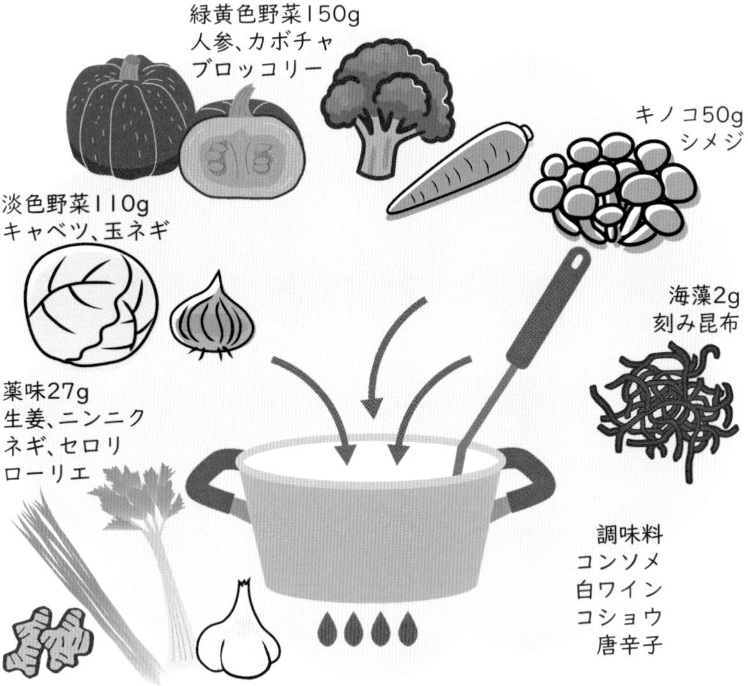

今日のスープは、何入れる？

4つのアイテムをかけ算して、バリエーションを楽しんでください。

タンパク質 約20g	鶏ムネ肉 80g	ツナ・鯛 80g	エビ・イカ 100g	ヒヨコ豆（ゆで）200g	豚モモ肉スライス 100g	牛モモ肉 90g
食物繊維	乾燥ワカメ 3g	キクラゲ 3g	ヤングコーン 50g	マッシュルーム 50g	ポルチーニ茸乾燥 5g	しらたき 50g
ハーブ	ローズマリー	ルッコラ	バジル	パクチー	タラゴン	クレソン
味付け	基本	サフラン	トマト	カレー	豆乳	ブラックペッパー

1. 豚肉のあっさりスープ

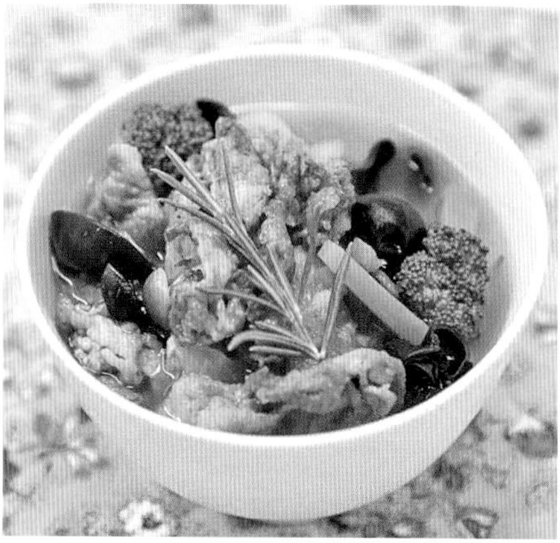

＜材料＞

洋風スープの基本……………450g
キクラゲ………………………3g
豚ロース肉スライス(生姜焼き用)…100g
おろし生姜……………………適宜
おろしニンニク………………適宜
酒………………………………小さじ1
醤油……………………………小さじ1
片栗粉…………………………大さじ1
ローズマリー…………………適宜

エネルギー 373kcal　タンパク質 28.2g　脂質 13.0g　糖質 30.4g　コレステロール 63mg　塩分 1.7g

＜作り方＞

①キクラゲは、ぬるま湯で戻しておきます。
②豚ロース肉スライスは、5㎝幅に切り、おろし生姜、おろしニンニク、酒、醤油で下味を付けて片栗粉をまぶし、熱したフライパンで両面を焼きます。
③鍋に洋風スープの基本450gと①のキクラゲを入れて加熱し、熱くなったら②とローズマリーを入れ、さらに加熱し、器に盛ります。

2. ツナのサフランスープ

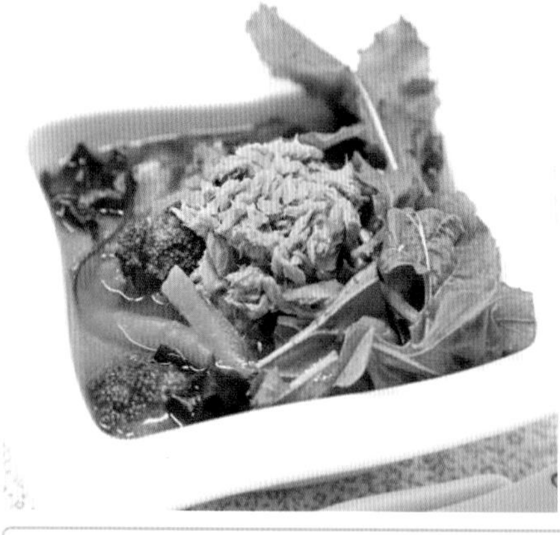

＜材料＞

洋風スープの基本……………450g
サフラン………………………適宜
乾燥カットワカメ……………3g
ツナ水煮………………………80g
ルッコラ………………………50g

エネルギー 261kcal　タンパク質 34.2g　脂質 2.6g　糖質 18.6g　コレステロール 30mg　塩分 1.4g

＜作り方＞

①鍋に洋風スープの基本450gとサフラン、カットワカメ、ツナ水煮を入れて加熱します。
②器に盛り、5㎝幅に切ったルッコラをのせます。

3.魚介のトマトスープ

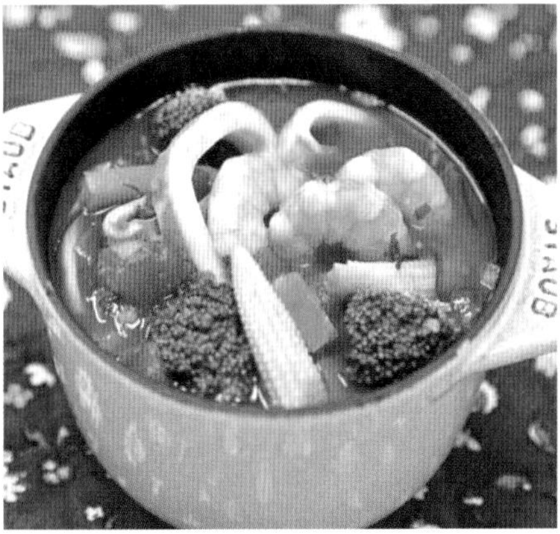

＜材料＞

洋風スープの基本……………450g
エビ……………………………50g
イカ……………………………50g
白ワイン………………………大さじ1
水煮ヤングコーン……………50g
角切りトマト(缶)……………100g
バジル…………………………適宜

エネルギー258kcal　タンパク質27.2g　脂質2.0g　糖質23.2g　コレステロール205mg　塩分1.3g

＜作り方＞

①イカは皮とワタを除いて輪切りにし、エビと一緒にフライパンで炒めて白ワインをふり、火が通ったら火を止め、エビの殻を除きます。
②鍋に洋風スープの基本450gと角切りトマトを入れて加熱し、熱くなったら①のイカとエビ、ヤングコーンを入れ、さらに加熱します。
③器に盛り、みじん切りにしたバジルをのせます。

4.ヒヨコ豆のカレースープ

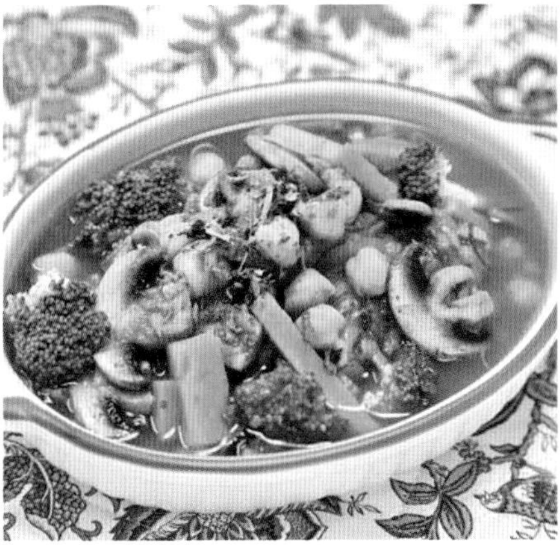

＜材料＞

洋風スープの基本……………450g
ヒヨコ豆(水煮)………………60g
マッシュルーム………………50g
市販のカレー粉………………3g
乾燥コリアンダーリーフ……適宜
(パクチー)

エネルギー242kcal　タンパク質13.8g　脂質2.9g　糖質27.8g　コレステロール1mg　塩分0.9g

＜作り方＞

①鍋に洋風スープの基本450g、ヒヨコ豆、スライスしたマッシュルーム、カレー粉を入れて加熱し、カレー粉が溶けて熱くなるまで煮ます。
②器に盛り、3㎝幅に切ったコリアンダーリーフ(パクチー)をのせます。
※あれば生のコリアンダーリーフ(パクチー)でもOKです。

5.鶏肉とポルチーニ茸の豆乳スープ

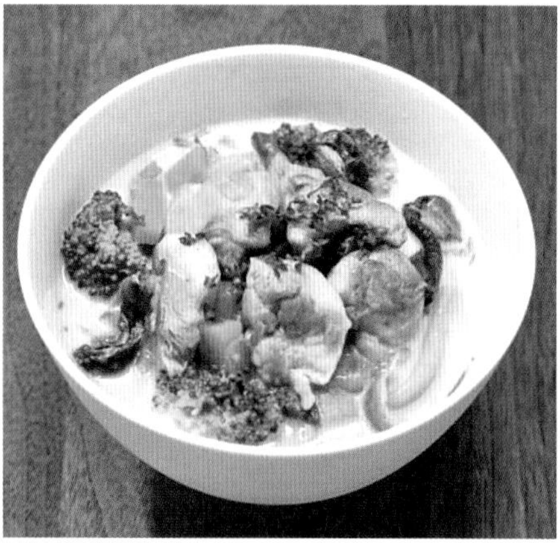

＜材料＞

洋風スープの基本……………450g
鶏モモ肉皮なし………………60g
乾燥ポルチーニ茸……………5g
豆乳……………………………200g
タラゴン………………………適宜
パセリ…………………………少々

エネルギー 302kcal　タンパク質 25.9g　脂質 8.2g　糖質 24.6g　コレステロール 53mg　塩分 1.0g

＜作り方＞

①ポルチーニ茸は、水で戻しておきます。
②鶏モモ肉は、ひと口大に切り、強火のフライパンで両面を焼いておきます。
③鍋に洋風スープの基本450gと豆乳、①のポルチーニ茸とその戻し汁、タラゴンを入れて加熱し、熱くなったら、②の鶏モモ肉を入れ、さらに加熱します。
④器に盛り、みじん切りのパセリをのせます。

6.牛肉のスタミナスープ

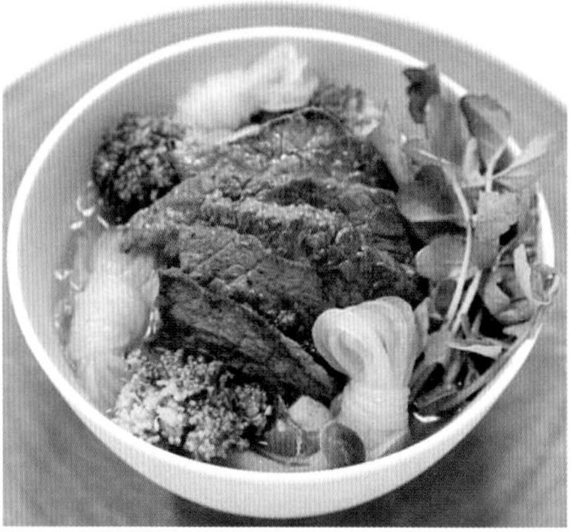

＜材料＞

洋風スープの基本……………450g
牛モモ肉………………………100g
焼肉のたれ……………………10g
結びしらたき…………………30g
クレソン………………………10g
粗挽き黒胡椒…………………適宜

エネルギー 378kcal　タンパク質 27.3g　脂質 16.8g　糖質 95.7g　コレステロール 73mg　塩分 1.8g

＜作り方＞

①牛モモ肉はひと口大にスライスし、強火で両面を焼き、焼肉のたれで味付けします。
②鍋に洋風スープの基本450gとしらたきを入れて加熱し、①の牛モモ肉を加えます。
③器に盛り、3cm幅に切ったクレソンをのせ、粗挽き黒胡椒を好みでかけます。

Chapter 8

8

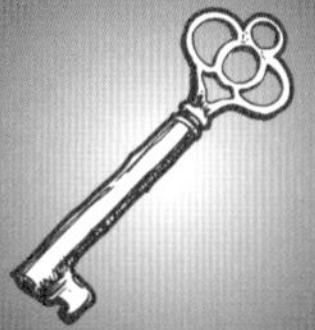

8つめの鍵：体に良い食事を実践してみる

携帯して欲しい、私のダイエット日記

今日から始めます？　それとも、キリの良い明日から？

まずはいつから始めるのか、２週間後-1kg、４週間後-2kgの達成日が何月何日なのかを確認し、各ページ★に日にちを書き込みましょう。

１カ月で約-2kgの減量。それが続けられたら2カ月で約-4kg。体重が減らなくなったら、そこが再スタート地点です。さらにそこから、どんな食べ物でカロリーを引くのかを見直します。そして6ヵ月後には-12kgも夢ではありません。

もう一度、たずねます。やせたら何がしたいですか。

どうぞ達成したときの楽しみを、ここに書き留めてください。

これに向かって、まずは2週間頑張りましょう。2週間-1kgが達成できたら、あと2週間続けるだけです。それを繰り返します。

最終目標の＿＿＿kgを＿＿＿月＿＿＿日に達成。

この日記は、毎日、毎食、食べた食材のマークを塗りつぶします。1週間たったら体に良い食品をどれだけ食べることができたかを確認するためのものです。

この日記を利用して“体に良い食事を実践してみる”ことが、「８つめの鍵」です。

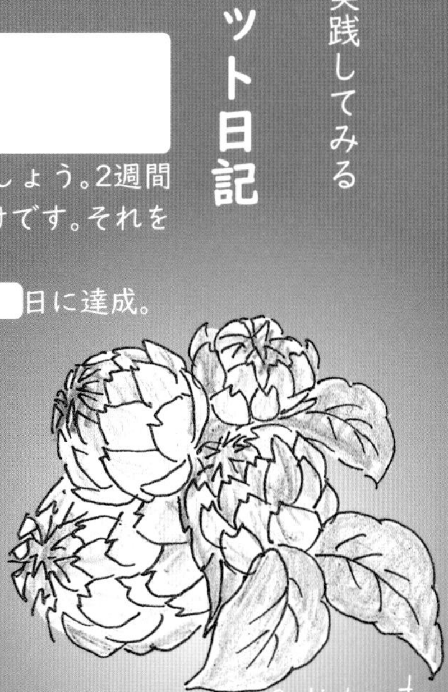

1週目

月日	/ （　）			/ （　）			/ （　）			/ （　）		
今日の食事の自己評価 ☑												
★2週間後の目標体重 ＿＿＿＿＿kg	体重 kg	筋肉量 kg	体脂肪量 kg	体重 kg	筋肉量 kg	体脂肪量 kg	体重 kg	筋肉量 kg	体脂肪量 kg	体重 kg	筋肉量 kg	体脂肪量 kg
	1日の歩数＿＿＿＿＿歩 運動：			1日の歩数＿＿＿＿＿歩 運動：			1日の歩数＿＿＿＿＿歩 運動：			1日の歩数＿＿＿＿＿歩 運動：		
食事時間 外食・中食（購入）・自炊 ☑	朝食 （　：　） 外・中・自	昼食 （　：　） 外・中・自	夕食 （　：　） 外・中・自	朝食 （　：　） 外・中・自	昼食 （　：　） 外・中・自	夕食 （　：　） 外・中・自	朝食 （　：　） 外・中・自	昼食 （　：　） 外・中・自	夕食 （　：　） 外・中・自	朝食 （　：　） 外・中・自	昼食 （　：　） 外・中・自	夕食 （　：　） 外・中・自
玄米、雑穀、全粒粉パン、蕎麦												
白飯、うどん、白パン、芋												
菓子パン												
ファストフード												
大豆（豆腐、納豆、きな粉）												
魚介類（魚、エビ、イカ、貝）												
皮なし鶏ムネ肉、ササミ肉												
卵												
赤身肉（もも肉、ヒレ肉）												
バラ肉・霜降り肉・内臓												
加工肉（ハム、ソーセージ）												
チーズ												
ヨーグルト												
ビタミン・ミネラル：赤橙黄の野菜（人参、南瓜）												
緑の野菜（小松菜、ピーマン）												
その他の野菜（胡瓜、レタス、キャベツ）												
根菜（大根、ゴボウ、レンコン）												
海藻（海苔、ワカメ、昆布）												
キノコ類												
種実（ゴマ、松の実）												
果物												
油脂類：オリーブ油	オリーブ	オリーブ	オリーブ	オリーブ	オリーブ	オリーブ	オリーブ	オリーブ	オリーブ	オリーブ	オリーブ	オリーブ
エゴマ油、アマニ油	エゴマ・アマニ	エゴマ・アマニ	エゴマ・アマニ	エゴマ・アマニ	エゴマ・アマニ	エゴマ・アマニ	エゴマ・アマニ	エゴマ・アマニ	エゴマ・アマニ	エゴマ・アマニ	エゴマ・アマニ	エゴマ・アマニ
バター・マーガリン												
マヨネーズ												
ドレッシング（オイル）												
揚げ物（天ぷら、フライ）、中華	揚げ物・中華	揚げ物・中華	揚げ物・中華	揚げ物・中華	揚げ物・中華	揚げ物・中華	揚げ物・中華	揚げ物・中華	揚げ物・中華	揚げ物・中華	揚げ物・中華	揚げ物・中華
その他の油脂（何？）												
味　噌	味噌	味噌	味噌	味噌	味噌	味噌	味噌	味噌	味噌	味噌	味噌	味噌
砂　糖	砂糖	砂糖	砂糖	砂糖	砂糖	砂糖	砂糖	砂糖	砂糖	砂糖	砂糖	砂糖
飲料時間	（　：　）	（　：　）	（　：　）	（　：　）	（　：　）	（　：　）	（　：　）	（　：　）	（　：　）	（　：　）	（　：　）	（　：　）
飲み物（無糖、水は除外）：加糖飲料（ジュースやコーヒー）												
果汁100%	果汁100%	果汁100%	果汁100%	果汁100%	果汁100%	果汁100%	果汁100%	果汁100%	果汁100%	果汁100%	果汁100%	果汁100%
野菜ジュース	野菜ジュース	野菜ジュース	野菜ジュース	野菜ジュース	野菜ジュース	野菜ジュース	野菜ジュース	野菜ジュース	野菜ジュース	野菜ジュース	野菜ジュース	野菜ジュース
普通牛乳												
無（低）脂肪牛乳												
豆乳	豆乳	豆乳	豆乳	豆乳	豆乳	豆乳	豆乳	豆乳	豆乳	豆乳	豆乳	豆乳
アルコール												
間食時間	（　：　）	（　：　）	（　：　）	（　：　）	（　：　）	（　：　）	（　：　）	（　：　）	（　：　）	（　：　）	（　：　）	（　：　）
おやつ：ナッツ類												
低カロリーのお菓子	低カロリー	低カロリー	低カロリー	低カロリー	低カロリー	低カロリー	低カロリー	低カロリー	低カロリー	低カロリー	低カロリー	低カロリー
和菓子・あられ・ゼリー												
洋菓子・菓子パン・チョコ												
アイスクリーム												
スナック菓子・揚げ菓子												
ファストフード												
その他												

月日		／　（　）			／　（　）			／　（　）		
今日の食事の自己評価 ☑										
★２週間後の目標体重 ＿＿＿＿＿kg		体重 kg	筋肉量 kg	体脂肪量 kg	体重 kg	筋肉量 kg	体脂肪量 kg	体重 kg	筋肉量 kg	体脂肪量 kg
		1日の歩数＿＿＿＿＿歩 運動：			1日の歩数＿＿＿＿＿歩 運動：			1日の歩数＿＿＿＿＿歩 運動：		
食事時間		朝食（　：　）	昼食（　：　）	夕食（　：　）	朝食（　：　）	昼食（　：　）	夕食（　：　）	朝食（　：　）	昼食（　：　）	夕食（　：　）
外食・中食（購入）・自炊 ☑		外・中・自	外・中・自	外・中・自	外・中・自	外・中・自	外・中・自	外・中・自	外・中・自	外・中・自
玄米、雑穀、全粒粉パン、蕎麦										
白飯、うどん、白パン、芋										
菓子パン										
ファストフード										
大豆（豆腐、納豆、きな粉）										
魚介類（魚、エビ、イカ、貝）										
皮なし鶏ムネ肉、ササミ肉										
卵										
赤身肉（もも肉、ヒレ肉）										
バラ肉・霜降り肉・内臓										
加工肉（ハム、ソーセージ）										
チーズ										
ヨーグルト										
ビタミン・ミネラル	赤橙黄の野菜（人参、南瓜）									
	緑の野菜（小松菜、ピーマン）									
	その他の野菜（胡瓜、レタス、キャベツ）									
	根菜（大根、ゴボウ、レンコン）									
	海藻（海苔、ワカメ、昆布）									
	キノコ類									
	種実（ゴマ、松の実）									
	果物									
油脂類	オリーブ油	オリーブ	オリーブ	オリーブ	オリーブ	オリーブ	オリーブ	オリーブ	オリーブ	オリーブ
	エゴマ油、アマニ油	エゴマ・アマニ	エゴマ・アマニ	エゴマ・アマニ	エゴマ・アマニ	エゴマ・アマニ	エゴマ・アマニ	エゴマ・アマニ	エゴマ・アマニ	エゴマ・アマニ
	バター・マーガリン	バター・マーガリン	バター・マーガリン	バター・マーガリン	バター・マーガリン	バター・マーガリン	バター・マーガリン	バター・マーガリン	バター・マーガリン	バター・マーガリン
	マヨネーズ									
	ドレッシング（オイル）									
	揚げ物（天ぷら、フライ）、中華	揚げ物・中華	揚げ物・中華	揚げ物・中華	揚げ物・中華	揚げ物・中華	揚げ物・中華	揚げ物・中華	揚げ物・中華	揚げ物・中華
	その他の油脂（何？）									
味　噌		味噌	味噌	味噌	味噌	味噌	味噌	味噌	味噌	味噌
砂　糖		砂糖	砂糖	砂糖	砂糖	砂糖	砂糖	砂糖	砂糖	砂糖
飲料時間		（　：　）	（　：　）	（　：　）	（　：　）	（　：　）	（　：　）	（　：　）	（　：　）	（　：　）
飲み物（無糖、水は除外）	加糖飲料（ｼﾞｭｰｽやｺｰﾋｰ）									
	果汁100%	果汁100%	果汁100%	果汁100%	果汁100%	果汁100%	果汁100%	果汁100%	果汁100%	果汁100%
	野菜ジュース	野菜ジュース	野菜ジュース	野菜ジュース	野菜ジュース	野菜ジュース	野菜ジュース	野菜ジュース	野菜ジュース	野菜ジュース
	普通牛乳									
	無（低）脂肪牛乳	無低	無低	無低	無低	無低	無低	無低	無低	無低
	豆乳	豆乳	豆乳	豆乳	豆乳	豆乳	豆乳	豆乳	豆乳	豆乳
	アルコール									
間食時間		（　：　）	（　：　）	（　：　）	（　：　）	（　：　）	（　：　）	（　：　）	（　：　）	（　：　）
おやつ	ナッツ類									
	低カロリーのお菓子	低カロリー	低カロリー	低カロリー	低カロリー	低カロリー	低カロリー	低カロリー	低カロリー	低カロリー
	和菓子・あられ・ゼリー									
	洋菓子・菓子パン・チョコ									
	アイスクリーム									
	スナック菓子・揚げ菓子									
	ファストフード									
その他										

1週間の振り返り

２週目

	月日	／　（　）			／　（　）			／　（　）			／　（　）		
	今日の食事の自己評価 ☑												
	★２週間後の目標体重	体重 kg	筋肉量 kg	体脂肪量 kg	体重 kg	筋肉量 kg	体脂肪量 kg	体重 kg	筋肉量 kg	体脂肪量 kg	体重 kg	筋肉量 kg	体脂肪量 kg
	＿＿＿＿kg	1日の歩数＿＿＿＿歩 運動：			1日の歩数＿＿＿＿歩 運動：			1日の歩数＿＿＿＿歩 運動：			1日の歩数＿＿＿＿歩 運動：		
	食事時間	朝食 （　：　）	昼食 （　：　）	夕食 （　：　）	朝食 （　：　）	昼食 （　：　）	夕食 （　：　）	朝食 （　：　）	昼食 （　：　）	夕食 （　：　）	朝食 （　：　）	昼食 （　：　）	夕食 （　：　）
	外食・中食（購入）・自炊 ☑	外・中・自	外・中・自	外・中・自	外・中・自	外・中・自	外・中・自	外・中・自	外・中・自	外・中・自	外・中・自	外・中・自	外・中・自
	玄米、雑穀、全粒粉パン、蕎麦												
	白飯、うどん、白パン、芋												
	菓子パン												
	ファストフード												
	大豆（豆腐、納豆、きな粉）												
	魚介類（魚、エビ、イカ、貝）												
	皮なし鶏ムネ肉、ササミ肉												
	卵												
	赤身肉（もも肉、ヒレ肉）												
	バラ肉・霜降り肉・内臓												
	加工肉（ハム、ソーセージ）												
	チーズ												
	ヨーグルト												
ビタミン・ミネラル	赤橙黄の野菜（人参、南瓜）												
	緑の野菜（小松菜、ピーマン）												
	その他の野菜（胡瓜、レタス、キャベツ）												
	根菜（大根、ゴボウ、レンコン）												
	海藻（海苔、ワカメ、昆布）												
	キノコ類												
	種実（ゴマ、松の実）												
	果物												
油脂類	オリーブ油	オリーブ	オリーブ	オリーブ	オリーブ	オリーブ	オリーブ	オリーブ	オリーブ	オリーブ	オリーブ	オリーブ	オリーブ
	エゴマ油、アマニ油	エゴマ・アマニ	エゴマ・アマニ	エゴマ・アマニ	エゴマ・アマニ	エゴマ・アマニ	エゴマ・アマニ	エゴマ・アマニ	エゴマ・アマニ	エゴマ・アマニ	エゴマ・アマニ	エゴマ・アマニ	エゴマ・アマニ
	バター・マーガリン	バター・マーガリン	バター・マーガリン	バター・マーガリン	バター・マーガリン	バター・マーガリン	バター・マーガリン	バター・マーガリン	バター・マーガリン	バター・マーガリン	バター・マーガリン	バター・マーガリン	バター・マーガリン
	マヨネーズ												
	ドレッシング（オイル）												
	揚げ物(天ぷら、フライ)、中華	揚げ物・中華	揚げ物・中華	揚げ物・中華	揚げ物・中華	揚げ物・中華	揚げ物・中華	揚げ物・中華	揚げ物・中華	揚げ物・中華	揚げ物・中華	揚げ物・中華	揚げ物・中華
	その他の油脂（何？）												
	味　　噌	味噌	味噌	味噌	味噌	味噌	味噌	味噌	味噌	味噌	味噌	味噌	味噌
	砂　　糖	砂糖	砂糖	砂糖	砂糖	砂糖	砂糖	砂糖	砂糖	砂糖	砂糖	砂糖	砂糖

	飲料時間	（　：　）	（　：　）	（　：　）	（　：　）	（　：　）	（　：　）	（　：　）	（　：　）	（　：　）	（　：　）	（　：　）	（　：　）
飲み物（無糖、水は除外）	加糖飲料（ｼﾞｭｰｽやｺｰﾋｰ）												
	果汁100%	果汁100%	果汁100%	果汁100%	果汁100%	果汁100%	果汁100%	果汁100%	果汁100%	果汁100%	果汁100%	果汁100%	果汁100%
	野菜ジュース	野菜ジュース	野菜ジュース	野菜ジュース	野菜ジュース	野菜ジュース	野菜ジュース	野菜ジュース	野菜ジュース	野菜ジュース	野菜ジュース	野菜ジュース	野菜ジュース
	普通牛乳												
	無（低）脂肪牛乳	無低	無低	無低	無低	無低	無低	無低	無低	無低	無低	無低	無低
	豆乳	豆乳	豆乳	豆乳	豆乳	豆乳	豆乳	豆乳	豆乳	豆乳	豆乳	豆乳	豆乳
	アルコール												

	間食時間	（　：　）	（　：　）	（　：　）	（　：　）	（　：　）	（　：　）	（　：　）	（　：　）	（　：　）	（　：　）	（　：　）	（　：　）
おやつ	ナッツ類												
	低カロリーのお菓子	低カロリー	低カロリー	低カロリー	低カロリー	低カロリー	低カロリー	低カロリー	低カロリー	低カロリー	低カロリー	低カロリー	低カロリー
	和菓子・あられ・ゼリー												
	洋菓子・菓子パン・チョコ												
	アイスクリーム												
	スナック菓子・揚げ菓子												
	ファストフード												

その他				

月日		／　（　）			／　（　）			／　（　）			1週間の振り返り
今日の食事の自己評価 ☑											
★２週間後の目標体重		体重 kg	筋肉量 kg	体脂肪量 kg	体重 kg	筋肉量 kg	体脂肪量 kg	体重 kg	筋肉量 kg	体脂肪量 kg	
＿＿＿＿＿kg		1日の歩数＿＿＿＿＿歩 運動：			1日の歩数＿＿＿＿＿歩 運動：			1日の歩数＿＿＿＿＿歩 運動：			
食事時間 外食・中食（購入）・自炊 ☑		朝食 （ ： ） 外・中・自	昼食 （ ： ） 外・中・自	夕食 （ ： ） 外・中・自	朝食 （ ： ） 外・中・自	昼食 （ ： ） 外・中・自	夕食 （ ： ） 外・中・自	朝食 （ ： ） 外・中・自	昼食 （ ： ） 外・中・自	夕食 （ ： ） 外・中・自	
	玄米、雑穀、全粒粉パン、蕎麦										
	白飯、うどん、白パン、芋										
	菓子パン										
	ファストフード										
	大豆（豆腐、納豆、きな粉）										
	魚介類（魚、エビ、イカ、貝）										
	皮なし鶏ムネ肉、ササミ肉										
	卵										
	赤身肉（もも肉、ヒレ肉）										
	バラ肉・霜降り肉・内臓										
	加工肉（ハム、ソーセージ）										
	チーズ										
	ヨーグルト										
ビタミン・ミネラル	赤橙黄の野菜（人参、南瓜）										
	緑の野菜（小松菜、ピーマン）										
	その他の野菜（胡瓜、レタス、キャベツ）										
	根菜（大根、ゴボウ、レンコン）										
	海藻（海苔、ワカメ、昆布）										
	キノコ類										
	種実（ゴマ、松の実）										
	果物										
油脂類	オリーブ油	オリーブ	オリーブ	オリーブ	オリーブ	オリーブ	オリーブ	オリーブ	オリーブ	オリーブ	
	エゴマ油、アマニ油	エゴマ・アマニ	エゴマ・アマニ	エゴマ・アマニ	エゴマ・アマニ	エゴマ・アマニ	エゴマ・アマニ	エゴマ・アマニ	エゴマ・アマニ	エゴマ・アマニ	
	バター・マーガリン	バター・マーガリン	バター・マーガリン	バター・マーガリン	バター・マーガリン	バター・マーガリン	バター・マーガリン	バター・マーガリン	バター・マーガリン	バター・マーガリン	
	マヨネーズ										
	ドレッシング（オイル）										
	揚げ物(天ぷら、フライ)、中華	揚げ物・中華	揚げ物・中華	揚げ物・中華	揚げ物・中華	揚げ物・中華	揚げ物・中華	揚げ物・中華	揚げ物・中華	揚げ物・中華	
	その他の油脂（何？）										
	味　　噌	味噌	味噌	味噌	味噌	味噌	味噌	味噌	味噌	味噌	
	砂　　糖	砂糖	砂糖	砂糖	砂糖	砂糖	砂糖	砂糖	砂糖	砂糖	
	飲料時間	（ ： ）	（ ： ）	（ ： ）	（ ： ）	（ ： ）	（ ： ）	（ ： ）	（ ： ）	（ ： ）	
飲み物（無糖、水は除外）	加糖飲料（ｼﾞｭｰｽやｺｰﾋｰ）										
	果汁100%	果汁100%	果汁100%	果汁100%	果汁100%	果汁100%	果汁100%	果汁100%	果汁100%	果汁100%	
	野菜ジュース	野菜ジュース	野菜ジュース	野菜ジュース	野菜ジュース	野菜ジュース	野菜ジュース	野菜ジュース	野菜ジュース	野菜ジュース	
	普通牛乳										
	無（低）脂肪牛乳	無低	無低	無低	無低	無低	無低	無低	無低	無低	
	豆乳	豆乳	豆乳	豆乳	豆乳	豆乳	豆乳	豆乳	豆乳	豆乳	
	アルコール										
	間食時間	（ ： ）	（ ： ）	（ ： ）	（ ： ）	（ ： ）	（ ： ）	（ ： ）	（ ： ）	（ ： ）	
おやつ	ナッツ類										
	低カロリーのお菓子	低カロリー	低カロリー	低カロリー	低カロリー	低カロリー	低カロリー	低カロリー	低カロリー	低カロリー	
	和菓子・あられ・ゼリー										
	洋菓子・菓子パン・チョコ										
	アイスクリーム										
	スナック菓子・揚げ菓子										
	ファストフード										
その他											

3週目

	月日	／　（　）			／　（　）			／　（　）			／　（　）		
	今日の食事の自己評価 ☑												
	★2週間後の目標体重　＿＿＿＿kg	体重　kg	筋肉量　kg	体脂肪量　kg	体重　kg	筋肉量　kg	体脂肪量　kg	体重　kg	筋肉量　kg	体脂肪量　kg	体重　kg	筋肉量　kg	体脂肪量　kg
		1日の歩数＿＿＿＿歩　運動：			1日の歩数＿＿＿＿歩　運動：			1日の歩数＿＿＿＿歩　運動：			1日の歩数＿＿＿＿歩　運動：		
	食事時間	朝食（　：　）	昼食（　：　）	夕食（　：　）	朝食（　：　）	昼食（　：　）	夕食（　：　）	朝食（　：　）	昼食（　：　）	夕食（　：　）	朝食（　：　）	昼食（　：　）	夕食（　：　）
	外食・中食（購入）・自炊 ☑	外・中・自	外・中・自	外・中・自	外・中・自	外・中・自	外・中・自	外・中・自	外・中・自	外・中・自	外・中・自	外・中・自	外・中・自
	玄米、雑穀、全粒粉パン、蕎麦												
	白飯、うどん、白パン、芋												
	菓子パン												
	ファストフード												
	大豆（豆腐、納豆、きな粉）												
	魚介類（魚、エビ、イカ、貝）												
	皮なし鶏ムネ肉、ササミ肉												
	卵												
	赤身肉（もも肉、ヒレ肉）												
	バラ肉・霜降り肉・内臓												
	加工肉（ハム、ソーセージ）												
	チーズ												
	ヨーグルト												
ビタミン・ミネラル	赤橙黄の野菜（人参、南瓜）												
	緑の野菜（小松菜、ピーマン）												
	その他の野菜（胡瓜、レタス、キャベツ）												
	根菜（大根、ゴボウ、レンコン）												
	海藻（海苔、ワカメ、昆布）												
	キノコ類												
	種実（ゴマ、松の実）												
	果物												
油脂類	オリーブ油	オリーブ	オリーブ	オリーブ	オリーブ	オリーブ	オリーブ	オリーブ	オリーブ	オリーブ	オリーブ	オリーブ	オリーブ
	エゴマ油、アマニ油	エゴマ・アマニ	エゴマ・アマニ	エゴマ・アマニ	エゴマ・アマニ	エゴマ・アマニ	エゴマ・アマニ	エゴマ・アマニ	エゴマ・アマニ	エゴマ・アマニ	エゴマ・アマニ	エゴマ・アマニ	エゴマ・アマニ
	バター・マーガリン	バター・マーガリン	バター・マーガリン	バター・マーガリン	バター・マーガリン	バター・マーガリン	バター・マーガリン	バター・マーガリン	バター・マーガリン	バター・マーガリン	バター・マーガリン	バター・マーガリン	バター・マーガリン
	マヨネーズ												
	ドレッシング（オイル）												
	揚げ物（天ぷら、フライ）、中華	揚げ物・中華	揚げ物・中華	揚げ物・中華	揚げ物・中華	揚げ物・中華	揚げ物・中華	揚げ物・中華	揚げ物・中華	揚げ物・中華	揚げ物・中華	揚げ物・中華	揚げ物・中華
	その他の油脂（何？）												
	味　噌	味噌	味噌	味噌	味噌	味噌	味噌	味噌	味噌	味噌	味噌	味噌	味噌
	砂　糖	砂糖	砂糖	砂糖	砂糖	砂糖	砂糖	砂糖	砂糖	砂糖	砂糖	砂糖	砂糖
	飲料時間	（　：　）	（　：　）	（　：　）	（　：　）	（　：　）	（　：　）	（　：　）	（　：　）	（　：　）	（　：　）	（　：　）	（　：　）
飲み物（無糖、水は除外）	加糖飲料（ｼﾞｭｰｽやｺｰﾋｰ）												
	果汁100%	果汁100%	果汁100%	果汁100%	果汁100%	果汁100%	果汁100%	果汁100%	果汁100%	果汁100%	果汁100%	果汁100%	果汁100%
	野菜ジュース	野菜ジュース	野菜ジュース	野菜ジュース	野菜ジュース	野菜ジュース	野菜ジュース	野菜ジュース	野菜ジュース	野菜ジュース	野菜ジュース	野菜ジュース	野菜ジュース
	普通牛乳												
	無（低）脂肪牛乳												
	豆乳	豆乳	豆乳	豆乳	豆乳	豆乳	豆乳	豆乳	豆乳	豆乳	豆乳	豆乳	豆乳
	アルコール												
	間食時間	（　：　）	（　：　）	（　：　）	（　：　）	（　：　）	（　：　）	（　：　）	（　：　）	（　：　）	（　：　）	（　：　）	（　：　）
おやつ	ナッツ類												
	低カロリーのお菓子	低カロリー	低カロリー	低カロリー	低カロリー	低カロリー	低カロリー	低カロリー	低カロリー	低カロリー	低カロリー	低カロリー	低カロリー
	和菓子・あられ・ゼリー												
	洋菓子・菓子パン・チョコ												
	アイスクリーム												
	スナック菓子・揚げ菓子												
	ファストフード												
	その他												

月日		／　（　）			／　（　）			／　（　）		
今日の食事の自己評価 ☑										
★２週間後の目標体重		体重 kg	筋肉量 kg	体脂肪量 kg	体重 kg	筋肉量 kg	体脂肪量 kg	体重 kg	筋肉量 kg	体脂肪量 kg
＿＿＿＿kg		1日の歩数＿＿＿＿歩 運動：			1日の歩数＿＿＿＿歩 運動：			1日の歩数＿＿＿＿歩 運動：		
食事時間		朝食 （ ： ）	昼食 （ ： ）	夕食 （ ： ）	朝食 （ ： ）	昼食 （ ： ）	夕食 （ ： ）	朝食 （ ： ）	昼食 （ ： ）	夕食 （ ： ）
外食・中食（購入）・自炊 ☑		外・中・自	外・中・自	外・中・自	外・中・自	外・中・自	外・中・自	外・中・自	外・中・自	外・中・自
玄米、雑穀、全粒粉パン、蕎麦										
白飯、うどん、白パン、芋										
菓子パン										
ファストフード										
大豆（豆腐、納豆、きな粉）										
魚介類（魚、エビ、イカ、貝）										
皮なし鶏ムネ肉、ササミ肉										
卵										
赤身肉（もも肉、ヒレ肉）										
バラ肉・霜降り肉・内臓										
加工肉（ハム、ソーセージ）										
チーズ										
ヨーグルト										
ビタミン・ミネラル	赤橙黄の野菜（人参、南瓜）									
	緑の野菜（小松菜、ピーマン）									
	その他の野菜（胡瓜、レタス、キャベツ）									
	根菜（大根、ゴボウ、レンコン）									
	海藻（海苔、ワカメ、昆布）									
	キノコ類									
	種実（ゴマ、松の実）									
	果物									
油脂類	オリーブ油	オリーブ	オリーブ	オリーブ	オリーブ	オリーブ	オリーブ	オリーブ	オリーブ	オリーブ
	エゴマ油、アマニ油	エゴマ・アマニ	エゴマ・アマニ	エゴマ・アマニ	エゴマ・アマニ	エゴマ・アマニ	エゴマ・アマニ	エゴマ・アマニ	エゴマ・アマニ	エゴマ・アマニ
	バター・マーガリン	バター・マーガリン	バター・マーガリン	バター・マーガリン	バター・マーガリン	バター・マーガリン	バター・マーガリン	バター・マーガリン	バター・マーガリン	バター・マーガリン
	マヨネーズ									
	ドレッシング（オイル）									
	揚げ物(天ぷら、フライ)、中華	揚げ物・中華	揚げ物・中華	揚げ物・中華	揚げ物・中華	揚げ物・中華	揚げ物・中華	揚げ物・中華	揚げ物・中華	揚げ物・中華
	その他の油脂（何？）									
味　噌		味噌	味噌	味噌	味噌	味噌	味噌	味噌	味噌	味噌
砂　糖		砂糖	砂糖	砂糖	砂糖	砂糖	砂糖	砂糖	砂糖	砂糖
飲料時間		（ ： ）	（ ： ）	（ ： ）	（ ： ）	（ ： ）	（ ： ）	（ ： ）	（ ： ）	（ ： ）
飲み物（無糖、水は除外）	加糖飲料（ｼﾞｭｰｽやｺｰﾋｰ）									
	果汁100%	果汁100%	果汁100%	果汁100%	果汁100%	果汁100%	果汁100%	果汁100%	果汁100%	果汁100%
	野菜ジュース	野菜ジュース	野菜ジュース	野菜ジュース	野菜ジュース	野菜ジュース	野菜ジュース	野菜ジュース	野菜ジュース	野菜ジュース
	普通牛乳									
	無（低）脂肪牛乳	無低	無低	無低	無低	無低	無低	無低	無低	無低
	豆乳	豆乳	豆乳	豆乳	豆乳	豆乳	豆乳	豆乳	豆乳	豆乳
	アルコール									
間食時間		（ ： ）	（ ： ）	（ ： ）	（ ： ）	（ ： ）	（ ： ）	（ ： ）	（ ： ）	（ ： ）
おやつ	ナッツ類									
	低カロリーのお菓子	低カロリー	低カロリー	低カロリー	低カロリー	低カロリー	低カロリー	低カロリー	低カロリー	低カロリー
	和菓子・あられ・ゼリー									
	洋菓子・菓子パン・チョコ									
	アイスクリーム									
	スナック菓子・揚げ菓子									
	ファストフード									
その他										

1週間の振り返り

４週目

	月日	／　（　）			／　（　）			／　（　）			／　（　）		
	今日の食事の自己評価 ☑												
	★２週間後の目標体重	体重 kg	筋肉量 kg	体脂肪量 kg	体重 kg	筋肉量 kg	体脂肪量 kg	体重 kg	筋肉量 kg	体脂肪量 kg	体重 kg	筋肉量 kg	体脂肪量 kg
	＿＿＿kg	1日の歩数＿＿＿歩 運動：			1日の歩数＿＿＿歩 運動：			1日の歩数＿＿＿歩 運動：			1日の歩数＿＿＿歩 運動：		
	食事時間	朝食（　：　）	昼食（　：　）	夕食（　：　）	朝食（　：　）	昼食（　：　）	夕食（　：　）	朝食（　：　）	昼食（　：　）	夕食（　：　）	朝食（　：　）	昼食（　：　）	夕食（　：　）
	外食・中食（購入）・自炊 ☑	外・中・自	外・中・自	外・中・自	外・中・自	外・中・自	外・中・自	外・中・自	外・中・自	外・中・自	外・中・自	外・中・自	外・中・自
	玄米、雑穀、全粒粉パン、蕎麦												
	白飯、うどん、白パン、芋												
	菓子パン												
	ファストフード												
	大豆（豆腐、納豆、きな粉）												
	魚介類（魚、エビ、イカ、貝）												
	皮なし鶏ムネ肉、ササミ肉												
	卵												
	赤身肉（もも肉、ヒレ肉）												
	バラ肉・霜降り肉・内臓												
	加工肉（ハム、ソーセージ）												
	チーズ												
	ヨーグルト												
ビタミン・ミネラル	赤橙黄の野菜（人参、南瓜）												
	緑の野菜（小松菜、ピーマン）												
	その他の野菜（胡瓜、レタス、キャベツ）												
	根菜（大根、ゴボウ、レンコン）												
	海藻（海苔、ワカメ、昆布）												
	キノコ類												
	種実（ゴマ、松の実）												
	果物												
油脂類	オリーブ油	オリーブ	オリーブ	オリーブ	オリーブ	オリーブ	オリーブ	オリーブ	オリーブ	オリーブ	オリーブ	オリーブ	オリーブ
	エゴマ油、アマニ油	エゴマ・アマニ	エゴマ・アマニ	エゴマ・アマニ	エゴマ・アマニ	エゴマ・アマニ	エゴマ・アマニ	エゴマ・アマニ	エゴマ・アマニ	エゴマ・アマニ	エゴマ・アマニ	エゴマ・アマニ	エゴマ・アマニ
	バター・マーガリン	バター・マーガリン	バター・マーガリン	バター・マーガリン	バター・マーガリン	バター・マーガリン	バター・マーガリン	バター・マーガリン	バター・マーガリン	バター・マーガリン	バター・マーガリン	バター・マーガリン	バター・マーガリン
	マヨネーズ												
	ドレッシング（オイル）												
	揚げ物（天ぷら、フライ）、中華	揚げ物・中華	揚げ物・中華	揚げ物・中華	揚げ物・中華	揚げ物・中華	揚げ物・中華	揚げ物・中華	揚げ物・中華	揚げ物・中華	揚げ物・中華	揚げ物・中華	揚げ物・中華
	その他の油脂（何？）												
	味　　噌	味噌	味噌	味噌	味噌	味噌	味噌	味噌	味噌	味噌	味噌	味噌	味噌
	砂　　糖	砂糖	砂糖	砂糖	砂糖	砂糖	砂糖	砂糖	砂糖	砂糖	砂糖	砂糖	砂糖
	飲料時間	（　：　）	（　：　）	（　：　）	（　：　）	（　：　）	（　：　）	（　：　）	（　：　）	（　：　）	（　：　）	（　：　）	（　：　）
飲み物（無糖、水は除外）	加糖飲料（ｼﾞｭｰｽやｺｰﾋｰ）												
	果汁100%	果汁100%	果汁100%	果汁100%	果汁100%	果汁100%	果汁100%	果汁100%	果汁100%	果汁100%	果汁100%	果汁100%	果汁100%
	野菜ジュース	野菜ジュース	野菜ジュース	野菜ジュース	野菜ジュース	野菜ジュース	野菜ジュース	野菜ジュース	野菜ジュース	野菜ジュース	野菜ジュース	野菜ジュース	野菜ジュース
	普通牛乳												
	無（低）脂肪牛乳	無低	無低	無低	無低	無低	無低	無低	無低	無低	無低	無低	無低
	豆乳	豆乳	豆乳	豆乳	豆乳	豆乳	豆乳	豆乳	豆乳	豆乳	豆乳	豆乳	豆乳
	アルコール												
	間食時間	（　：　）	（　：　）	（　：　）	（　：　）	（　：　）	（　：　）	（　：　）	（　：　）	（　：　）	（　：　）	（　：　）	（　：　）
おやつ	ナッツ類												
	低カロリーのお菓子	低カロリー	低カロリー	低カロリー	低カロリー	低カロリー	低カロリー	低カロリー	低カロリー	低カロリー	低カロリー	低カロリー	低カロリー
	和菓子・あられ・ゼリー												
	洋菓子・菓子パン・チョコ												
	アイスクリーム												
	スナック菓子・揚げ菓子												
	ファストフード												
	その他												

	月日	／ （ ）			／ （ ）			／ （ ）			1週間の振り返り
	今日の食事の自己評価 ☑										
	★２週間後の目標体重 ＿＿＿＿kg	体重 kg	筋肉量 kg	体脂肪量 kg	体重 kg	筋肉量 kg	体脂肪量 kg	体重 kg	筋肉量 kg	体脂肪量 kg	
		1日の歩数＿＿＿＿歩 運動：			1日の歩数＿＿＿＿歩 運動：			1日の歩数＿＿＿＿歩 運動：			
	食事時間	朝食 （ ： ）	昼食 （ ： ）	夕食 （ ： ）	朝食 （ ： ）	昼食 （ ： ）	夕食 （ ： ）	朝食 （ ： ）	昼食 （ ： ）	夕食 （ ： ）	
	外食・中食（購入）・自炊 ☑	外・中・自	外・中・自	外・中・自	外・中・自	外・中・自	外・中・自	外・中・自	外・中・自	外・中・自	
	玄米、雑穀、全粒粉パン、蕎麦										
	白飯、うどん、白パン、芋										
	菓子パン										
	ファストフード										
	大豆（豆腐、納豆、きな粉）										
	魚介類（魚、エビ、イカ、貝）										
	皮なし鶏ムネ肉、ササミ肉										
	卵										
	赤身肉（もも肉、ヒレ肉）										
	バラ肉・霜降り肉・内臓										
	加工肉（ハム、ソーセージ）										
	チーズ										
	ヨーグルト										
ビタミン・ミネラル	赤橙黄の野菜（人参、南瓜）										
	緑の野菜（小松菜、ピーマン）										
	その他の野菜（胡瓜、レタス、キャベツ）										
	根菜（大根、ゴボウ、レンコン）										
	海藻（海苔、ワカメ、昆布）										
	キノコ類										
	種実（ゴマ、松の実）										
	果物										
油脂類	オリーブ油	オリーブ	オリーブ	オリーブ	オリーブ	オリーブ	オリーブ	オリーブ	オリーブ	オリーブ	
	エゴマ油、アマニ油	エゴマ・アマニ	エゴマ・アマニ	エゴマ・アマニ	エゴマ・アマニ	エゴマ・アマニ	エゴマ・アマニ	エゴマ・アマニ	エゴマ・アマニ	エゴマ・アマニ	
	バター・マーガリン	バター・マーガリン	バター・マーガリン	バター・マーガリン	バター・マーガリン	バター・マーガリン	バター・マーガリン	バター・マーガリン	バター・マーガリン	バター・マーガリン	
	マヨネーズ										
	ドレッシング（オイル）										
	揚げ物（天ぷら、フライ）、中華	揚げ物・中華	揚げ物・中華	揚げ物・中華	揚げ物・中華	揚げ物・中華	揚げ物・中華	揚げ物・中華	揚げ物・中華	揚げ物・中華	
	その他の油脂（何？）										
	味　　噌	味噌	味噌	味噌	味噌	味噌	味噌	味噌	味噌	味噌	
	砂　　糖	砂糖	砂糖	砂糖	砂糖	砂糖	砂糖	砂糖	砂糖	砂糖	
	飲料時間	（ ： ）	（ ： ）	（ ： ）	（ ： ）	（ ： ）	（ ： ）	（ ： ）	（ ： ）	（ ： ）	
飲み物（無糖、水は除外）	加糖飲料（ｼﾞｭｰｽやｺｰﾋｰ）										
	果汁100%	果汁100%	果汁100%	果汁100%	果汁100%	果汁100%	果汁100%	果汁100%	果汁100%	果汁100%	
	野菜ジュース	野菜ジュース	野菜ジュース	野菜ジュース	野菜ジュース	野菜ジュース	野菜ジュース	野菜ジュース	野菜ジュース	野菜ジュース	
	普通牛乳										
	無（低）脂肪牛乳	無低	無低	無低	無低	無低	無低	無低	無低	無低	
	豆乳	豆乳	豆乳	豆乳	豆乳	豆乳	豆乳	豆乳	豆乳	豆乳	
	アルコール										
	間食時間	（ ： ）	（ ： ）	（ ： ）	（ ： ）	（ ： ）	（ ： ）	（ ： ）	（ ： ）	（ ： ）	
おやつ	ナッツ類										
	低カロリーのお菓子	低カロリー	低カロリー	低カロリー	低カロリー	低カロリー	低カロリー	低カロリー	低カロリー	低カロリー	
	和菓子・あられ・ゼリー										
	洋菓子・菓子パン・チョコ										
	アイスクリーム										
	スナック菓子・揚げ菓子										
	ファストフード										
	その他										

美食と芸術の村 *Mougins*

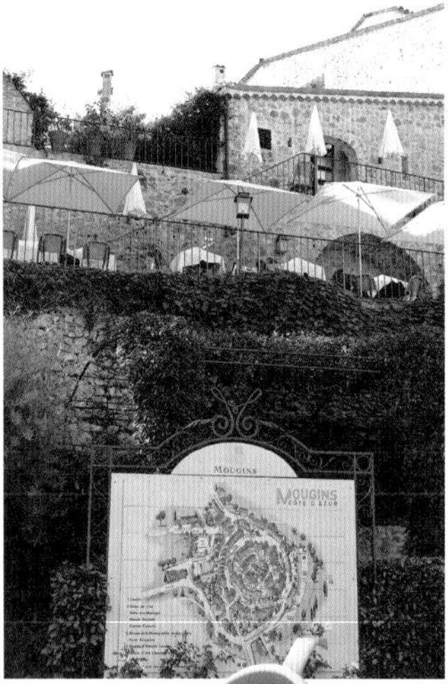

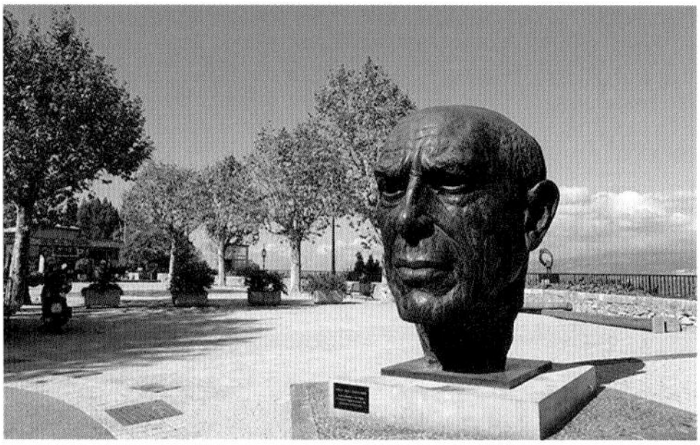

庭園の村とも呼ばれ、カタツムリのように渦を巻いた街並みのムージャン。美食の村と言われるだけあり、ピカソも通っていたという、とても美味しいレストランL'amandier de Mougins(ラモンディエール・ドゥ・ムージャン)があります。この地域特産のヤギのチーズは最高です。ピカソの銅像がある公園側のテラスからは、コートダジュールの山脈がパノラマで一望できます。食後のカフェを楽しみながら1〜2時間ゆっくりくつろぐのもよいでしょう。

減量成功をお祝いして、年に1回、美食のご褒美旅行などはいかがでしょうか。

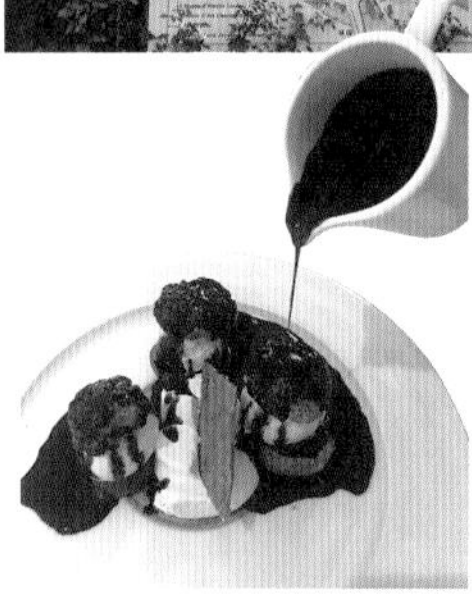

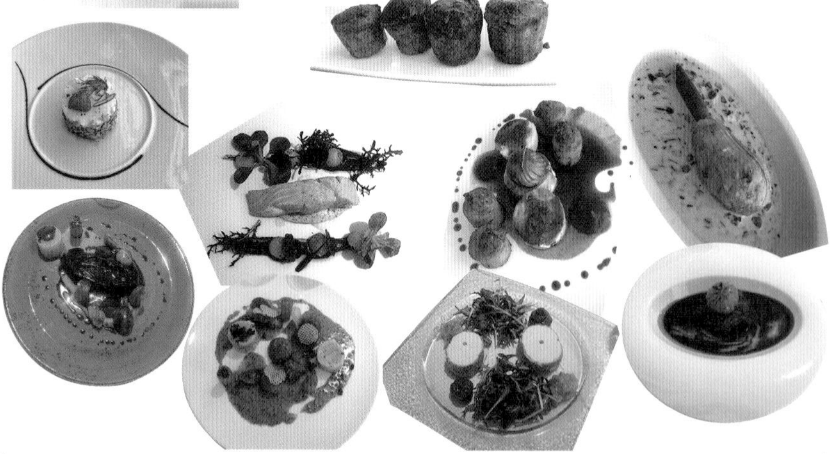

CERTIFICATE of DIET PROGRAM

Viable Delicious Diet therapy Revolution

修了証書

THIS CERTIFICATE IS PROUDLY PRESENTED TO

減量（ −　　　kg）達成

お名前＿＿＿＿＿＿＿＿＿＿＿＿＿＿＿＿＿＿＿＿

あなたは『美味しいダイエット革命』プログラムを
修了されましたことをここに証します。
今後も、正しい食事の選択と体重のコントロールに
留意され、幸せな人生のために続けてください。

日付：20　　／　　／

DATE

SIGNATURE

掲載したレシピの栄養価一覧

頁	No.	メニュー名	重量	エネルギー	たんぱく質	脂質	糖質	食物繊維総量	カリウム	カルシウム	マグネシウム	リン	鉄	亜鉛	銅	マンガン	ヨウ素	セレン	クロム	モリブデン	β-カロテン当量	レチノール活性当量	ビタミンD	ビタミンE	ビタミンK	ビタミンB1	ビタミンB2	ナイアシン当量	ビタミンB6	ビタミンB12	葉酸	パントテン酸	ビオチン	ビタミンC	飽和脂肪酸	コレステロール	食塩相当量
			(g)	kcal	g	g	g	g	mg	mg	mg	mg	mg	mg	mg	mg	μg	μg	μg	μg	μg	μg	μg	mg	μg	mg	mg	mg	mg	μg	μg	mg	μg	mg	g	mg	g
45	1	玄米ご飯	120	192	3.5	1.0	40.1	0.9	86	4	36	104	0.8	1	0.1	0.8	0	1	0	36	0	0	0.0	0.4	0	0.1	0.0	2.9	0.2	0.0	11	1	2.0	0	0	0	0.0
	2	もち麦ご飯	120	190	3.5	0.6	39.8	2.3	81	7	17	69	0.5	1	0.1	0.5	0	1	0	22	0	0	0.0	0.1	0	0.1	0.0	2.1	0.1	0.0	6	0	1.1	0	0	0	0.0
	3	雑穀ご飯	120	197	4.3	0.8	40.6	1.0	100	7	23	76	0.6	1	0.1	0.5	0	1	0	40	2	0	0.0	0.1	1	0.1	0.0	2.0	0.1	0.0	16	0	1.8	0	0	0	0.0
	4	枝豆ご飯	125	175	5.0	1.9	31.3	1.7	166	17	24	76	0.8	1	0.2	0.5	0	1	0	66	36	3	0.0	0.3	6	0.1	0.0	1.9	0.1	0.0	67	0	2.4	5	0	0	0.0
	5	トウモロコシご飯	125	163	3.0	0.6	33.4	0.8	82	3	14	54	0.4	1	0.1	0.3	0	1	0	29	15	1	0.0	0.1	0	0.1	0.0	1.5	0.1	0.0	16	0	1.2	1	0	0	0.0
	6	サンマご飯	140	213	6.8	4.2	26.4	2.1	251	82	36	127	1.0	1	0.2	0.5	450	1	0	28	364	36	2.6	0.9	28	0.0	0.1	2.7	0.1	2.4	32	0	1.0	2	1	20	0.3
	7	梅の玄米粥	300	208	4.4	2.1	41.1	1.6	133	32	48	123	1.2	1	0.2	0.9	14	2	0	40	540	45	0.0	0.4	33	0.2	0.1	3.3	0.2	0.8	27	1	2.8	2	1	0	0.2
	8	鮭茶漬け	300	260	12.9	3.5	40.8	2.8	319	45	41	191	1.3	1	0.2	1.0	0	1	0	24	136	22	11.5	0.7	10	0.1	0.2	6.4	0.2	1.1	42	1	2.6	12	1	38	0.1
	9	キノコのリゾット	300	248	10.2	3.7	41.5	3.0	421	116	55	263	1.1	2	0.2	0.8	0	4	0	37	10	19	0.5	0.4	1	0.2	0.3	7.6	0.3	0.5	31	2	6.0	0	1	[illegible]	1.0
46	10	LOCAパン	80	189	8.0	5.8	22.7	5.1	341	27	55	175	1.8	1	0.2	1.5	1	2	1	54	3	1	0.0	0.8	2	0.3	0.1	4.2	0.2	0.0	75	0	8.3	0	1	0	0.4
	11	全粒粉パン	80	194	7.4	4.6	37.9	3.9	179	13	36	143	1.4	1	0.2	1.0	0	9	0	13	5	1	0.0	1.3	1	0.3	0.1	3.5	0.1	0.0	63	1	5.3	0	1	0	0.4
	12	ライ麦パン	80	196	6.2	4.4	37.5	6.2	163	14	29	132	1.3	1	0.1	1.0	0	1	0	7	3	1	0.0	0.6	1	0.2	0.1	3.2	0.1	0.0	56	0	5.0	0	0	0	0.4
47	13	オートミール	200	198	9.1	4.0	37.6	6.0	346	30	63	199	2.5	1	0.2	0.2	0	8	0	82	0	0	0.6	0.3	3	0.1	0.1	3.8	0.1	0.0	44	1	13.3	0	1	0	0.9
	14	玄米フレーク	150	196	4.3	1.1	48.8	2.2	329	202	25	75	3.1	0	0.1	0.1	6	3	1	8	85	7	0.0	4.4	0	0.3	0.3	1.2	0.2	0.0	30	0	2.1	62	0	[illegible]	0.7
	15	グラノーラ	180	196	6.3	0.7	30.1	3.5	316	109	46	108	1.3	1	0.1	0.2	20	4	1	10	56	12	0.0	0.7	0	0.1	0.1	1.4	0.1	0.5	39	1	3.4	26	0	[illegible]	0.7
49	16	人参スムージー	310	71	1.3	0.3	15.1	3.0	328	41	17	35	0.4	0	0.1	0.1	0	0	0	1	5,418	454	0.0	1.1	10	0.1	0.1	1.3	0.1	0.0	60	1	0.9	44	0	0	0.1
	17	ベリーヨーグルトスムージー	330	82	2.2	1.2	12.5	4.7	336	71	20	63	0.4	0	0.1	0.3	5	1	0	4	5,193	445	0.0	1.4	11	0.1	0.1	1.3	0.1	0.0	49	1	1.5	34	1	4	0.1
	18	ケールスムージー	300	94	2.5	0.4	18.5	4.7	628	161	50	63	0.8	0	0.2	0.5	1	4	1	26	1,815	151	0.0	2.7	126	0.1	0.1	1.5	0.3	0.0	111	1	4.1	110	0	0	0.0
	19	ルッコラスムージー	300	80	1.6	0.5	16.4	3.4	450	111	39	37	1.1	1	0.1	1.2	0	0	0	1	2,199	183	0.0	1.1	128	0.1	0.1	0.7	0.2	0.0	111	0	0.5	64	0	0	0.0
54	20	LOCA・シフォンケーキ（1/8カット）	60	176	5.6	9.4	20.4	1.3	139	26	17	100	1.1	1	0.1	0.3	5	9	0	20	15	49	0.6	0.9	7	0.1	0.1	1.8	0.1	0.3	28	1	9.4	0	3	[illegible]	0.1
		ホイップクリーム	20	92	0.4	9.0	0.6	0.0	16	12	1	10	0.0	0	0.0	0.0	2	0	0	3	22	78	0.1	0.2	3	0.0	0.0	0.1	0.0	0.0	0	0	0.2	0	6	24	0.0
55	21	LOCA・ナッツドロップクッキー（1個分）	15	69	2.1	4.9	2.4	1.1	88	16	16	44	0.4	0	0.1	0.3	0	2	0	10	5	12	0.1	0.6	2	0.0	0.0	0.8	0.0	0.0	11	0	1.7	0	2	23	0.0
	22	LOCA・キャロットマフィン（1個分）	90	198	4.5	11.3	16.6	2.9	231	47	36	124	1.0	1	0.2	0.7	2	4	0	4	1,738	184	0.2	2.6	7	0.1	0.1	2.2	0.1	0.1	21	0	4.2	2	4	64	0.2
56	23	LOCA・レアチーズケーキ（1個分）	100	128	4.6	5.5	7.2	0.5	146	42	22	47	0.7	0	0.1	0.1	4	2	0	24	24	37	0.0	0.3	4	0.0	0.1	1.0	0.0	0.0	16	0	2.0	4	3	14	0.1
	24	LOCA・コーヒーゼリー（1個分）	80	43	1.3	2.3	0.6	0.0	45	4	4	7	0.0	0	0.0	0.0	0	0	0	1	6	20	0.0	0.0	1	0.0	0.0	0.5	0.0	0.0	0	0	1.1	0	1	0	0.0
57	25	LOCA・杏仁豆腐（1個分）	100	51	2.1	1.4	3.2	0.8	132	16	17	32	0.7	0	0.1	0.2	0	1	0	27	35	3	0.0	0.5	2	0.0	0.0	0.8	0.0	0.0	25	0	2.1	8	0	0	0.0
	26	LOCA・水ようかん（1個分）	70	36	1.0	0.1	2.0	1.1	6	8	3	9	0.3	0	0.0	0.1	0	0	0	6	0	0	0.0	0.0	1	0.0	0.0	0.2	0.0	0.0	0	0	0.3	0	0	0	0.0
85	27	ドレッシング基本（5～7回分）	130	314	0.6	30.2	9.0	0.4	89	5	7	14	0.1	0	0.0	0.3	0	0	0	2	57	5	0.0	2.3	13	0.0	0.0	0.2	0.1	0.0	15	0	0.3	26	1	0	0.0
		ドレッシング基本（大さじ1）	15	36	1.8	0.2	2.7	0.0	0	4	0	1	0.0	0	0.0	0.0	0	0	0	0	1	3	0.0	0.0	0	0.0	0.0	0.0	0.0	0.0	0	0	0.0	0	0	0	0.0
	28	たまねぎドレッシング	75	51	1.2	2.8	4.8	1.4	153	20	12	35	0.2	0	0.1	0.2	1	1	0	1	6	0	0.0	0.1	1	0.0	0.0	0.4	0.1	0.0	16	0	0.5	6	0	[illegible]	0.5
	29	おろしドレッシング	80	42	2.0	2.2	2.6	1.6	210	66	26	51	0.7	0	0.1	0.2	2	2	0	8	75	6	0.0	0.1	5	0.1	0.0	1.0	0.1	0.0	47	0	1.4	10	0	0	0.9
	30	トマトドレッシング	71	17	0.5	0.1	3.2	0.9	156	11	6	21	0.2	0	0.0	0.1	0	0	0	1	222	19	0.0	0.4	3	0.0	0.0	0.4	0.1	0.0	16	0	1.0	8	0	0	0.5
	31	とろろドレッシング	85	84	3.5	0.2	16.6	2.3	438	23	24	55	0.5	0	0.1	0.2	23	1	0	4	28	3	0.0	0.2	3	0.1	0.0	1.2	0.1	0.0	19	0	2.8	6	0	[illegible]	0.6
	32	味噌ドレッシング	74	55	2.8	2.6	4.2	2.9	184	72	28	63	0.8	1	0.1	0.2	0	3	0	10	43	4	0.1	0.3	4	0.1	0.1	1.7	0.1	0.0	47	0	3.4	12	0	[illegible]	0.8
86		朝ごはん1																																			
	33	玄米ご飯	120	192	3.5	1.0	40.1	0.9	86	4	36	104	0.8	1	0.1	0.8	0	1	0	36	0	0	0.0	0.4	0	0.1	0.0	2.9	0.2	0.0	11	1	2.0	0	0	0	0.0
	34	豆腐と三つ葉の浸し汁	459	149	12.7	7.2	4.8	5.0	1,050	191	139	228	3.4	1	0.4	0.9	6,922	3	3	141	367	31	0.5	0.6	52	0.4	0.2	7.3	0.2	0.0	85	1	13.8	4	1	0	0.5
	35	トマトの刻み玉ねぎソースサラダ	186	82	2.5	3.4	9.4	3.0	377	69	32	77	0.8	1	0.2	0.4	1	3	0	7	873	72	0.0	1.1	26	0.1	0.0	1.5	0.2	0.0	45	0	3.4	22	0	[illegible]	0.2
		1食分の合計	764	423	18.7	11.6	54.2	9.0	1,513	264	208	409	4.9	3	0.7	2.1	6,923	7	3	184	1,240	102	0.5	2.0	78	0.6	0.3	11.7	0.6	0.0	140	2	19.2	26	1	[illegible]	0.7
87		朝ごはん2																																			
	36	雑穀ご飯	120	197	4.3	0.8	40.6	1.0	100	7	23	76	0.6	1	0.1	0.5	0	1	0	40	2	0	0.0	0.1	1	0.1	0.0	2.0	0.1	0.0	16	0	1.8	0	0	0	0.0
	37	豚ロースピカタのレタス巻き	180	152	14.3	9.1	6.3	2.3	616	40	31	240	1.5	2	0.3	0.2	5	30	2	3	605	91	0.7	0.8	52	0.5	0.4	9.8	0.4	0.4	72	2	15.7	6	7	283	1.1
	38	キャロットラペ	135	139	1.8	8.1	26.4	3.3	331	35	24	54	0.5	0	0.1	0.4	0	4	0	1	6,904	578	0.0	1.1	18	0.1	0.1	1.2	0.1	0.0	26	0	1.4	13	2	0	0.4
		1食分の合計	435	487	20.4	17.9	73.4	6.5	1,047	82	78	369	2.6	3	0.6	1.1	6	35	2	44	7,511	669	0.7	2.0	71	0.7	0.5	13.0	0.6	0.4	114	3	18.9	19	9	283	1.5
88		朝ごはん3																																			
	39	枝豆ご飯	125	175	5.0	1.9	31.3	1.7	166	17	24	76	0.8	1	0.2	0.5	0	1	0	66	36	3	0.0	0.3	6	0.1	0.0	1.9	0.1	0.0	67	0	2.4	5	0	0	0.0
	40	鮭のホイル焼き	276	184	20.7	3.9	11.2	3.8	643	37	47	284	0.9	1	0.2	0.3	1	3	1	7	201	39	26.5	0.5	10	0.3	0.2	6.5	0.7	7.5	52	2	4.0	46	1	43	1.0
	41	春菊のスピード白和え	213	106	8.4	5.4	4.6	3.9	632	232	88	134	3.2	1	0.3	0.8	6	4	3	84	4,500	380	0.0	1.8	259	0.2	0.2	3.6	0.2	0.0	208	0	7.4	19	2	0	0.5
		1食分の合計	614	465	34.2	11.2	47.2	9.3	1,441	286	160	494	4.9	3	0.6	1.7	8	8	4	156	4,737	422	26.5	2.6	275	0.6	0.5	12.0	0.9	7.5	327	2	13.8	70	3	43	1.5

頁	No.	メニュー名	重量	エネルギー	たんぱく質	脂質	糖質	食物繊維総量	カリウム	カルシウム	マグネシウム	リン	鉄	亜鉛	銅	マンガン	ヨウ素	セレン	クロム	モリブデン	β-カロテン当量	レチノール活性当量	ビタミンD	ビタミンE	ビタミンK	ビタミンB1	ビタミンB2	ナイアシン当量	ビタミンB6	ビタミンB12	葉酸	パントテン酸	ビオチン	ビタミンC	飽和脂肪酸	コレステロール	食塩相当量
			(g)	kcal	g	g	g	g	mg	mg	mg	mg	mg	mg	mg	mg	μg	μg	μg	μg	μg	μg	μg	mg	μg	mg	mg	mg	mg	μg	μg	mg	μg	mg	g	mg	g
89		朝ごはん4																																			
	42	トウモロコシご飯	125	163	3.0	0.6	33.4	0.8	82	3	14	54	0.4	1	0.1	0.3	0	1	0	29	15	1	0.0	0.1	0	0.1	0.0	1.5	0.1	0.0	16	0	1.2	1	0	0	0.0
	43	鶏ささ身肉の中華風煮びたし	314	184	24.3	5.3	3.2	4.8	724	44	46	256	1.3	3	0.2	0.5	93	5	1	68	1,756	152	0.2	1.4	108	0.2	0.3	15.4	0.8	0.1	121	2	7.2	18	1	42	1.0
	44	ピーマンのじゃこ炒め	130	51	5.1	0.6	5.2	2.3	286	63	26	112	0.5	1	0.1	0.2	0	0	1	2	630	75	6.1	2.6	15	0.1	0.1	2.8	0.3	0.6	58	0	1.0	142	0	117	0.7
		1食分の合計	569	397	32.4	6.5	41.8	7.8	1,092	109	86	422	2.2	4	0.4	1.0	93	6	2	98	2,401	229	6.3	4.1	123	0.3	0.4	19.6	1.2	0.7	195	3	9.3	160	1	159	1.6
90		朝ごはん5																																			
	45	玄米ご飯	120	192	3.5	1.0	40.1	0.9	86	4	36	104	0.8	1	0.1	0.8	0	1	0	36	0	0	0.0	0.4	0	0.1	0.0	2.9	0.2	0.0	11	1	2.0	0	0	0	0.0
	46	すき焼き	349	198	17.3	8.8	9.1	5.1	690	191	63	238	3.2	3	0.3	0.8	2	2	2	8	849	68	2.5	0.9	125	0.2	0.3	10.0	0.4	0.6	151	1	14.6	35	3	36	1.3
	47	彩り野菜のピクルス	240	100	2.3	3.9	26.7	3.2	505	51	28	73	0.7	0	0.1	0.3	3	1	1	7	1,097	90	0.0	3.2	51	0.1	0.1	1.6	0.4	0.0	92	1	3.3	110	1	1	0.1
		1食分の合計	709	490	23.1	13.6	75.9	9.3	1,282	245	127	415	4.8	4	0.6	1.9	5	4	2	52	1,947	158	2.5	4.4	176	0.4	0.4	14.5	0.9	0.6	253	2	19.8	145	4	36	1.4
91		朝ごはん6																																			
	48	ガーリックトースト	60	216	4.8	8.7	28.5	1.5	65	8	11	39	0.5	0	0.1	0.2	0	15	1	10	2	0	0.0	0.3	0	0.0	0.0	1.5	0.1	0.0	18	0	1.0	0	1	0	0.8
	49	ニース風サラダ	229	208	14.9	14.2	2.2	3.5	660	321	51	269	3.0	2	0.2	0.5	10	17	1	13	3,561	391	2.3	4.4	233	0.2	0.5	5.5	0.3	4.2	209	1	15.1	52	6	258	1.0
	50	フルーツヨーグルト	115	75	2.4	1.5	22.8	1.3	301	69	20	66	0.2	0	0.1	0.1	8	2	0	4	45	19	0.0	0.7	0	0.0	0.1	0.9	0.2	0.0	27	0	2.1	33	1	5	0.0
		1食分の合計	404	499	22.1	24.4	53.5	6.3	1,026	398	83	374	3.6	3	0.3	0.8	17	34	1	27	3,607	409	2.3	5.4	233	0.2	0.6	7.9	0.5	4.2	255	2	18.2	85	8	263	1.8
92		朝ごはん7																																			
	51	ツナサラダサンド	208	294	20.2	12.3	41.8	7.0	815	126	102	305	3.2	2	0.3	1.8	1	2	1	71	1,804	158	1.9	2.6	116	0.3	0.2	12.3	0.4	0.7	183	1	10.2	34	4	26	0.8
	52	ラタトゥイユ	366	124	3.2	4.5	14.6	5.0	621	44	36	89	0.9	1	0.2	0.4	1	1	0	9	3,295	274	0.0	3.2	27	0.1	0.1	2.2	0.5	0.0	94	1	2.5	114	1	1	0.9
	53	リンゴ	100	61	0.2	0.3	14.3	1.9	120	4	5	12	0.1	0	0.1	0.0	0	0	0	1	27	2	0.0	0.4	2	0.0	0.0	0.1	0.0	0.0	3	0	0.7	6	0	0	0.0
		1食分の合計	674	479	23.6	17.1	70.7	13.9	1,556	175	143	406	4.2	3	0.5	2.2	1	3	2	80	5,126	434	1.9	6.1	144	0.5	0.4	14.6	1.0	0.7	279	2	13.3	154	4	27	1.7
93		朝ごはん8																																			
	54	スモークサーモンとチーズのサンド	256	396	24.9	19.5	44.6	7.7	896	201	101	371	3.3	3	0.4	1.8	0	2	1	71	2,085	191	11.3	3.0	114	0.4	0.3	10.9	0.5	3.5	200	1	11.0	42	2	36	1.4
	55	グリーンサラダ	230	61	3.9	1.5	5.0	5.0	775	214	54	103	2.7	1	0.1	0.7	2	2	1	14	4,188	353	0.0	2.2	283	0.2	0.3	1.8	0.3	0.0	253	1	2.7	62	0	0	0.5
	56	オレンジ	80	37	0.7	0.1	8.6	0.8	144	19	7	18	0.2	0	0.0	0.0	0	0	0	0	104	9	0.0	0.2	0	0.1	0.0	0.3	0.0	0.0	27	0	0.5	48	0	0	0.0
		1食分の合計	566	494	29.5	21.1	58.2	13.5	1,816	434	162	492	6.1	4	0.6	2.6	2	4	2	86	6,376	553	11.3	5.5	397	0.7	0.6	13.0	0.8	3.5	480	2	14.2	153	2	36	1.9
94		朝ごはん9																																			
	57	グリルチキンサンド	207	344	34.6	4.2	78.2	8.4	329	62	48	245	2.9	1	0.2	1.4	1	2	1	14	312	27	0.1	0.9	26	0.3	0.1	4.3	0.3	0.0	98	1	7.2	6	6	86	1.4
	58	キヌアのサラダ	293	128	4.7	2.5	7.2	4.0	626	57	63	155	1.4	1	0.2	0.8	1	2	1	10	912	76	0.0	1.8	38	0.2	0.1	2.0	0.3	0.0	90	1	8.2	27	0	0	0.2
	59	キウイフルーツ	40	21	0.4	0.0	4.4	1.0	116	13	5	13	0.1	0	0.0	0.0	0	0	0	0	26	2	0.0	0.5	0	0.0	0.0	0.2	0.0	0.0	14	0	0.6	28	0	0	0.0
		1食分の合計	540	493	39.7	6.8	89.7	13.4	1,070	132	116	413	4.4	2	0.5	2.2	2	5	2	24	1,250	105	0.1	3.2	64	0.5	0.2	6.6	0.7	0.0	203	2	15.9	60	6	87	1.6
95		朝ごはん10																																			
	70	フレンチトースト	226	352	14.5	13.3	50.5	1.6	311	49	42	176	2.6	1	0.2	0.4	9	32	1	67	20	99	0.9	0.9	12	0.1	0.3	4.4	0.1	0.5	66	1	17.6	0	6	263	1.0
	71	豆腐サラダ	295	120	9.3	4.0	8.8	4.6	998	294	101	157	4.5	1	0.3	1.1	12	2	2	76	4,640	389	0.0	2.3	332	0.3	0.3	3.9	0.3	0.0	232	1	7.0	72	1	0	0.2
	72	いちご	40	14	0.4	0.0	2.8	0.6	68	7	5	12	0.1	0	0.0	0.1	0	0	0	4	7	0	0.0	0.2	0	0.0	0.0	0.2	0.0	0.0	36	0	0.3	25	0	0	0.0
		1食分の合計	561	485	24.1	17.4	62.1	6.7	1,377	349	148	345	7.2	3	0.5	1.6	21	33	3	147	4,667	489	0.9	3.3	345	0.4	0.5	8.5	0.4	0.5	334	2	24.9	96	6	263	1.2
102	73	和風スープの基本	429	93	3.7	0.5	13.6	8.8	1,039	98	64	119	1.2	1	0.2	0.5	6,933	4	2	8	6,573	550	0.2	0.8	48	0.2	0.2	3.6	0.3	0.0	113	1	5.3	22	0	0	0.7
104	74	レンコン肉団子スープ	605	247	24.3	2.1	27.7	10.7	1,698	132	105	356	2.0	2	0.3	1.1	6,938	19	3	14	6,948	587	0.3	1.6	89	0.3	0.3	17.8	0.9	0.2	157	3	10.6	55	0	58	1.7
	75	豚汁風味噌スープ	540	293	22.4	9.2	22.9	9.9	1,482	139	116	319	2.2	3	0.3	0.6	6,933	24	3	15	6,734	566	0.3	1.1	64	0.9	0.4	13.0	0.6	0.3	132	2	8.7	24	3	56	2.2
105	76	豆腐キムチスープ	683	258	14.9	10.0	90.3	12.0	1,694	243	154	279	3.5	3	0.5	1.4	6,937	6	3	113	6,684	560	0.2	1.6	94	0.4	0.4	7.2	0.6	0.0	185	2	10.9	39	2	2	1.8
	77	鯛のおろし煮スープ	714	275	26.4	6.8	89.9	13.1	1,902	146	115	393	1.8	2	0.3	0.6	6,936	6	2	12	6,691	568	7.7	2.1	51	0.3	0.4	16.7	0.8	1.2	201	2	18.0	44	2	68	0.8
106	78	鮭のゴマ風味スープ	583	253	28.0	5.9	85.9	10.8	1,690	190	145	411	2.6	2	0.3	0.9	6,958	6	5	16	8,851	769	33.2	3.0	173	0.5	0.4	14.7	0.8	9.4	225	2	7.6	31	2	53	1.1
	79	鶏ササ身の梅しそスープ	597	254	29.8	1.7	94.0	10.9	1,511	113	95	379	2.4	4	0.3	0.6	6,934	5	3	9	6,795	577	0.7	1.0	80	0.4	0.4	22.4	1.0	0.1	160	3	10.7	22	1	54	1.2
108	80	洋風スープの基本	492	125	6.4	1.0	17.7	10.5	1,261	120	72	178	1.7	1	0.2	0.7	6,901	3	2	15	7,671	640	0.3	3.1	159	0.3	0.3	5.8	0.5	0.1	216	2	11.6	111	0	0	0.9
110	81	豚肉のあっさりスープ	616	373	28.2	13.0	30.4	12.3	1,662	137	106	398	3.2	3	0.3	1.0	6,902	27	6	18	7,671	645	2.9	3.4	161	1.0	0.5	18.3	0.9	0.4	223	3	16.3	112	5	63	1.7
	82	ツナのサフランスープ	754	261	34.2	2.6	18.6	13.8	2,118	314	167	480	4.4	3	0.3	1.4	7,071	3	2	15	11,307	959	5.1	5.2	401	0.3	0.5	26.9	1.0	1.8	393	2	12.1	177	0	30	1.4
111	83	魚介のトマトスープ	758	258	27.2	2.0	23.2	13.2	1,913	180	140	472	3.1	3	0.6	1.1	6,910	37	3	16	8,290	698	0.4	6.4	166	0.4	0.4	13.9	0.9	3.1	314	2	15.0	126	0	205	1.3
	84	ヒヨコ豆のカレースープ	605	242	13.8	2.9	27.8	19.2	1,680	159	112	308	3.1	2	0.5	1.5	6,902	13	3	50	7,689	642	0.4	4.2	164	0.4	0.5	8.9	0.7	0.1	298	3	22.8	111	0	1	0.9
112	85	鶏肉とポルチーニ茸の豆乳スープ	265	302	25.9	8.2	24.6	13.0	1,939	153	142	405	4.5	3	0.5	1.2	6,901	16	2	124	7,675	650	1.0	3.7	181	0.4	0.5	15.3	0.8	0.2	290	3	23.4	113	2	53	1.0
	86	牛肉のスタミナスープ	642	379	27.3	16.8	95.7	12.3	1,321	156	408	199	25.1	171	2.9	5.0	6,901	3	3	31	7,942	663	0.3	3.3	178	0.5	5.3	6.1	0.7	10.2	234	3	21.0	115	2	**73**	1.8

参考文献

1) Mentella MC, Scaldaferri F, Ricci C., et al. Cancer and Mediterranean Diet: A Review.　Nutrients. 2019 Sep 2;11(9):2059.
2) Mullee A, Romaguera D, Pearson-Stuttard J., et al. Between Soft Drink Consumption and Mortality in 10 European Countries. JAMA Intern Med. 2019 Sep 3:e192478.
3) Jasmine Millman, Shiki Okamoto, Aoki Kimura., et al. Metabolically and immunologically benefcial impact of extra virgin olive and faxseed oils on composition of gut microbiota in mice. Eur J Nutr. 2019 Sep 10.
4) Soundararajan P, Kim JS. Anti-Carcinogenic Glucosinolates in Cruciferous Vegetables and Their Antagonistic Effects on Prevention of Cancers. Molecules. 2018 Nov 15;23(11):2983.
5) Aune D, Giovannucci E, Boffetta P., et al. Fruit and vegetable intake and the risk of cardiovascular disease, total cancer and all-cause mortality-a systematic review and dose-response meta-analysis of prospective studies. Int J Epidemiol. 2017 Jun 1;46 (3):1029-1056.
6) Latino-Martel P, Cottet V, Druesne-Pecollo N., et al. Alcoholic beverages, obesity, physical activity and other nutritional factors, and cancer risk: A review of the evidence. Crit Rev Oncol Hematol. 2016 Mar;99:308-23.
7) Hayato Urushima, Yasuaki Sanada, Miki Sakaue ., et al. Maltitol Prevents the Progression of Fatty Liver Degeneration in Mice Fed High-Fat Diets. J Med Food. 2015 Oct;18(10):1081-1087.
8) Martínez-González MA, Salas-Salvadó J, Estruch R., et al. Benefits of the Mediterranean Diet: Insights From the PREDIMED Study. PREDIMED INVESTIGATORS.Prog Cardiovasc Dis. 2015 Jul-Aug;58(1):50-60.
9) Federica Turati, Marta Rossi, Claudio Pelucchi., et al. Fruit and vegetables and cancer risk: a review of southern European studies. Br J Nutr. 2015 Apr;113 Suppl 2:S102-10.
10) Aune D, Navarro Rosenblatt DA, Chan DS., et al. Dairy products, calcium, and prostate cancer risk: a systematic review and meta-analysis of cohort studies. Am J Clin Nutr. 2015 Jan;101 (1):87-117.
11) Michael Greger MD. How Not to Die: Discover the Foods Scientifically Proven to Prevent and Reverse Disease. 2015
12) Amel Nakbi, Wafa Tayeb, Samia Dabbou ., et al. Hypolipidimic and antioxidant activities of virgin olive oil and its fractions in 2,4-diclorophenoxyacetic acid–treated rats. 2012 Jan;28 (1):81-91.
13) Dariush Mozaffarian, Tao Hao, Eric B. Rimm., et al. Changes in Diet and Lifestyle and Long-Term Weight Gain in Women and Men. Hu, N Engl J Med. 2011 Jun 23; 364(25): 2392–2404.
14) Dominique Boivin, Sylvie Lamy, Simon Lord-Dufour., et al. Antiproliferative and antioxidant activities of common vegetables: A comparative study. Food Chemistry 112 (2009) 374–380
15) 前田和久,メタボリックシンドロームを防ぐ「グッド・ダイエット」:医歯薬出版;2008
16) ウォルター C.ウィレット(前田和久,訳). 太らない,病気にならない,おいしいダイエット:光文社;2003.
17) Lorgeril M, Salen P, Martin JL., et al. Mediterranean diet, traditional risk factors, and the rate of cardiovascular complications after myocardial infarction: final report of the Lyon Diet Heart Study. Circulation. 1999 Feb 16;99(6):779-785.
18) Maeda K, Okubo K, Shimomura I., et al. Analysis of an expression profile of genes in the human adipose tissue. Gene 1997 ; 190(2):227-235
19) C W Boone, G J Kelloff, W E Malone. Identification of candidate cancer chemopreventive agents and their evaluation in animal models and human clinical trials: a review. Cancer Res. 1990 Jan 1;50(1):2-9.
20) Livesey G, Elia M. Estimation of energy expenditure, net carbohydrate utilization, and net fat oxidation and synthesis by indirect calorimetry: evaluation of errors with special reference to the detailed composition of fuels, Am J Clin Nutr 47(4):608-628, 1 988.
21) Keys A. Alpha lipoprotein (HDL) cholesterol in the serum and the risk of coronary heart disease and death. Lancet. 1980 Sep 20;2(8195 pt 1):603-606.
22) Jenkins, DJA, Wolever, TMS, Leeds, AR., et al. Dietary fibres, fibre analogues, and glucose tolerance: importance of viscosity, Br. 1978.
23) 日本人の食事摂取基準2020年版、厚生労働省
24) 日本食品標準成分表2020年版(八訂)、文部科学省

著者紹介

早川麻理子（管理栄養士）
名古屋経済大学人間生活科学部 准教授

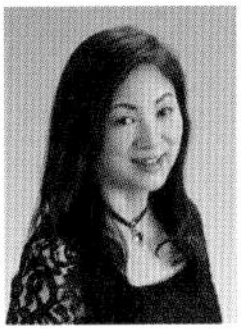

平成５年河村病院栄養科 主任
平成16年名古屋経済大学短期大学部 助教授
平成16年MIWA内科胃腸科CLINIC栄養外来
平成16年名古屋市立大学医学部 非常勤講師
平成17年名古屋経済大学 助教授
平成18年岐阜大学大学院医学系研究科高度先進外科学分野 非常勤講師
平成19年名古屋経済大学大学院 准教授
平成28年北千里前田クリニック栄養外来

前田和久（医師）
北千里前田クリニック 院長

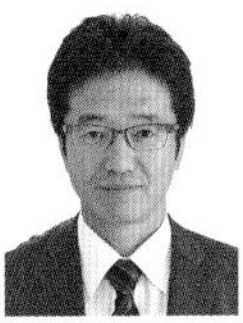

平成 元年 大阪大学医学部卒業、同・第二内科入局
平成２年社会保険 紀南綜合病院 内科
平成５年大阪大学 細胞工学センター
平成９年市立豊中病院 循環器科 医員
平成11年ハーバード大学パブリックヘルス校栄養部門 研究員・助手
平成14年阪大病院 未来医療センター
平成18年大阪大学医学部 内分泌代謝内科学講師
平成21年大阪大学大学院医学系研究科 統合医療学寄附講座 准教授
平成27年前田クリニック 院長
大阪大学 内分泌代謝内科 特任講師

瀧口修司（医師）
名古屋市立大学消化器外科 教授

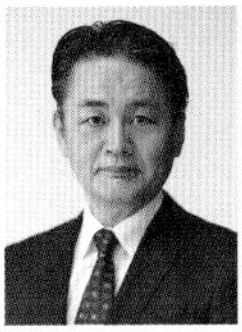

平成３年3月大阪大学医学部卒業
平成５年1月大阪大学第二外科入局
平成５年1月NTT西日本大阪病院外科勤務
平成９年4月大阪大学大学院
平成９年6月大阪大学内視鏡外科学講座 助手
平成14年4月大阪大学病態制御外科 助手
平成17年4月大阪大学消化器外科（改称）助教
平成23年4月大阪大学消化器外科 講師
平成27年3月大阪大学消化器外科 准教授
平成29年4月名古屋市立大学消化器外科 教授

佐藤慶彦（理学療法士）

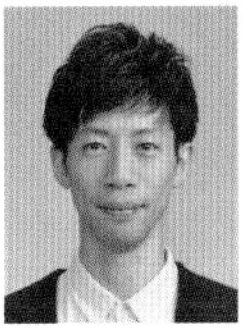

平成22年名古屋大学院理学研究科博士課程前期修了。修士 (理学)
大手テーマパークキャラクター出演者オーディション最終審査合格
平成25年名古屋大学医学部保健学科卒業
公益財団法人田附興風会医学研究所北野病院リハビリテーション科入職
平成31年大阪大学医学部医学科学士編入学
北千里前田クリニック入職
認定理学療法士 (脳卒中)3学会合同呼吸療法認定士

あとがき

本書を執筆するにあたり、監修をお引き受けいただきました前田先生、ご執筆くださいました瀧口先生、佐藤先生、ご協力いただきました管理栄養士の土佐先生、美味しい無農薬野菜を提供してくださった、各務原農園のコバちゃん、森蔵農園の森本さん、愛知商会の清水社長、出版にご尽力いただきました垂井日之出印刷所の沢島社長、清水さん、校閲を引き受けてくださった渡部様、栄養指導でいろいろと教えてくださった患者様、南フランスで出版を楽しみにしてくださっている知人の皆様、すべての方々のお力添えとご厚情に心より感謝申し上げます。

誰よりも自然療法に興味を持ち、医師として治療と研究に心血を注いでこられた前田先生、初めてご講演を拝聴したとき、私の栄養指導は間違っていなかったと、とてもエキサイトしたのを今でも覚えています。長寿ホルモン“アディポネクチン”の発見を始め、先生の斬新なアイディアにはいつも驚かされますが、師であり、友であり、兄弟のように…、一番の理解者で、志を共にする運命共同体のような存在に、ただただ感謝しかありません。先生のご研究と私たち管理栄養士の経験を繋ぎ合わせ、多くの国民の皆様に是非、美味しい食事で、幸せな人生をお送りいただきたいと祈りつつ、また南フランスの旅を振り返りながら本書を書き終えました。

お気に入りのティーカップのように、皆様の生活必需品のひとつとして、本書をお使いいただけましたら、この上ない喜びです。

最後に、大好きな南フランスと日本の友好関係が永遠に続きますよう心よりお祈りしています。

【MITOノート】シリーズ
肥満治療で実績のある管理栄養士と医師が考えた
2週間でマイナス1kgダイエット

南フランスに学ぶ
体の中からキレイになる
細胞再生のための

『美味しいダイエット革命』

Viable Delicious Diet therapy Revolution

2021年6月13日　　初版発行

編　　著　　早川麻理子
監　　修　　前田　和久
協　　力　　土佐　高子
撮　　影　　福手　結子
イラスト　　Marie
デザイン　　清水　健一
校　　閲　　渡部　尚美
印刷・製本　（資）垂井日之出印刷所
製　　作　　株式会社美杜統合ヘルスケア研究所
〒502-0013 岐阜県岐阜市中川原3丁目69番地
http://mito-h.co.jp/
mail:mito@mito-h.co.jp
発 行 所　　（資）垂井日之出印刷所
〒503-2112 岐阜県不破郡垂井町綾戸1098-1
TEL 0584-22-2140㈹ FAX 0584-23-3832
郵便振替　00820-0-93249　垂井日之出印刷

ISBN978-4-907915-16-2 C3077
Printed in Japan